すぐに役立つ
臨床で学ぶ

眼鏡処方の実際

編集

東京医科歯科大学名誉教授
所 敬

梶田眼科院長
梶田雅義

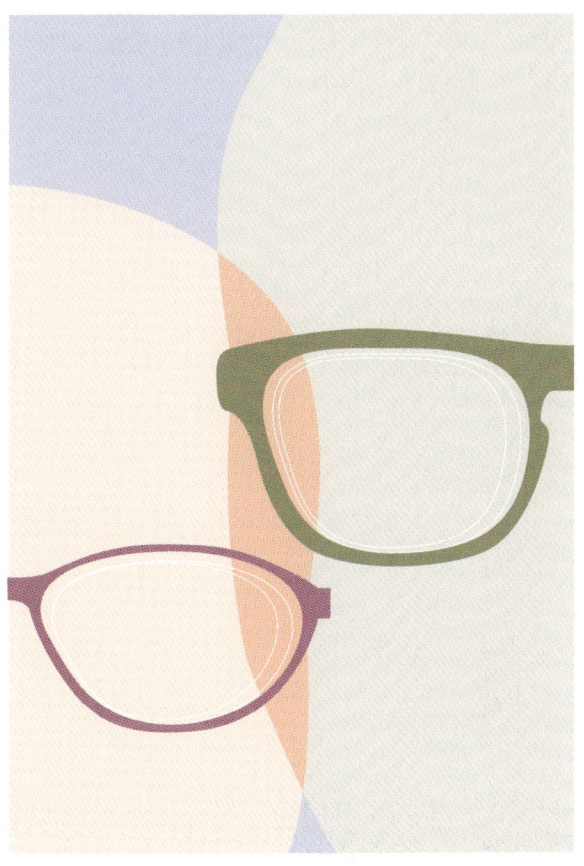

金原出版株式会社

執筆者一覧（執筆順）

仁科幸子	国立成育医療研究センター眼科
内海　隆	内海眼科医院院長
橋本禎子	桜水さかい眼科院長
川端秀仁	かわばた眼科院長
塩谷　浩	しおや眼科院長
梶田雅義	梶田眼科院長
青島明子	青島眼科副院長
佐藤美保	浜松医科大学眼科准教授
平井宏明	平井眼科院長
所　　敬	東京医科歯科大学名誉教授
高橋文男	（株）ニコンCTC研究開発本部光学設計研究室
鈴木武敏	鈴木眼科吉小路院長
植田喜一	ウエダ眼科院長

序　文

　遠見または近見が見にくいとの訴えで眼鏡処方を希望してきた患者に屈折検査のみで眼鏡処方をしてよいであろうか。このような訴えの場合には屈折異常や調節異常など以外の眼の異常（眼疾患）が考えられる。これらを鑑別するためにまず矯正視力の測定が必要になる。一般に矯正視力が良好であれば，遠視，近視，乱視などの屈折異常，不良であれば何らかの眼疾患を考える。また，近見が見にくい場合には近見視力の測定から調節異常として主として老視が考えられる。しかし，ここで，問題となるのは，良好な矯正視力が得られた場合に屈折異常として直ちに眼鏡処方をしてよいかである。矯正視力が良好であっても，屈折異常以外の眼疾患がないとは限らない。

　2006年の厚生労働省の調査によると，失明原因の1位は緑内障であるが，緑内障の初期には矯正視力は良好である。また症状もほとんどない。屈折検査による矯正視力のみに基づいて眼鏡処方した場合には失明に繋がる疾患を見逃すことになる。また，わが国に多い近視者に緑内障が多いことも，近視者に対する眼鏡処方には注意が必要である。40歳から急激に緑内障が増加することからは老眼鏡の処方も慎重になされなければならない。失明原因の2位は糖尿病網膜症である。しかし，糖尿病網膜症の初期には矯正視力は良好で，この時期に屈折検査のみで眼鏡処方をした場合には治療の時期を失する可能性もある。失明原因の第3位は網膜色素変性である。問診でよく聞くと，暗いところは見にくい，人によくぶつかるなどの訴えはあるが，初期には矯正視力は良好のことも多い。遺伝病で的確な治療法はないが早めに発見することで職業訓練や日常生活上の準備などにも役立つ。

　このほか，矯正視力が良好であるにもかかわらず屈折異常以外の眼疾患としては，中心性漿液性脈絡網膜症，網膜剥離の初期，網膜静脈分枝閉塞症，うっ血乳頭，円錐角膜の初期，核白内障などがある。このように，矯正視力が良好であっても，重大な疾患が潜んでいることがあり，眼鏡処方に際しては，屈折検査のみではなく一般的な眼科検査は必須である。

　まず，上述の疾患を想定した問診，既往歴を聞く必要がある。視診では眼位，輻湊検査を含めた眼球運動，次いで，視力・屈折検査，眼圧検査，細隙灯顕微鏡検査（結膜，角膜，前房，水晶体，硝子体，眼底など），検眼鏡による眼底検査などは眼鏡処方に際しての最小限の検査である。

　本書では，上記の一般的眼科の検査は他の教科書に譲り，臨床編では眼鏡処方にすぐ役に立つ眼鏡処方法が具体的症例を交えて実践的に記載されている。眼鏡処方の実際には臨床編を読むことでも足りるが，基礎編を読むことで眼鏡処方に関するしっかりした知識を取得することが出来る構成になっている。眼鏡処方上，必ずやお役に立つ書になると思う。

　この本の出版に際して，金原出版（株）　金原秀明氏にお世話になった。ここに，感謝申し上げる。

平成22年6月

編　者

目 次

序文 iii
症例一覧 vii
略語一覧 viii

I 眼鏡処方の臨床　1

1 乳児の眼鏡処方 2
1 眼鏡処方の対象となる疾患 2
2 乳児に対する眼鏡処方の注意点 3
乳児に対する実際の眼鏡処方例 3

2 幼小児の眼鏡処方 10
1 幼小児の眼鏡処方の基礎的知識 10
2 幼小児の眼鏡処方時の問題点とコツ 14
3 幼小児眼鏡のフレームとレンズ 14
4 幼小児眼鏡の処方後の指針 16
5 幼小児眼鏡の処方後のfollow-upの計画 17
幼小児に対する実際の眼鏡処方例 17
おわりに 22

3 小学生，中学生，高校生の眼鏡処方 23
1 学齢期における屈折の変化と視覚の特性 23
2 眼鏡処方のポイントと注意点 23
小学生，中学生，高校生に対する実際の眼鏡処方例 24

4 成人の眼鏡処方 32
1 成人の眼鏡処方上の一般的注意 32
成人に対する実際の眼鏡処方例 34

5 遠近両用眼鏡処方—二重焦点レンズ，三重焦点レンズ，累進屈折レンズ 43
1 遠近両用眼鏡レンズの種類 43
2 遠近両用眼鏡の特徴と選択 44
3 遠近両用眼鏡処方時の注意点 45
遠近両用に対する実際の眼鏡処方例 45

6 眼精疲労に配慮した眼鏡処方 52
はじめに 52
1 調節力への配慮 52

2　両眼視への配慮 ·· 52
　　3　眼精疲労への配慮 ·· 52
　　　眼精疲労に配慮した実際の眼鏡処方例 ·· 53

7　特殊眼鏡処方

A. ロービジョンの眼鏡処方 ·· 58
　　1　遠用処方 ·· 58
　　2　近用処方 ·· 59
　　　ロービジョン外来での実際の眼鏡処方例 ·· 62

B. 保護眼鏡，着色眼鏡 ·· 67
　　1　保護眼鏡とは何か ·· 67
　　2　日常生活で保護眼鏡が必要とされるのは？ ·· 67
　　3　着色眼鏡の選び方は？ ·· 67
　　　保護眼鏡，着色眼鏡に対する実際の処方例 ·· 68

C. ダイビング用ゴーグル ·· 72
　　はじめに ··· 72
　　1　ダイビング用ゴーグルの処方 ·· 72
　　　ダイビング用ゴーグルに対する実際の眼鏡処方例 ·· 74
　　おわりに ··· 76

II　眼鏡処方の基礎　　　　　　　　　　　　　　　　　　　　　　　　　　　79

1　眼鏡処方に必要な眼光学の知識 ·· 80
　　1　眼鏡レンズの屈折力（後頂点屈折力 back focus）の表し方 ······························· 80
　　2　プリズムレンズ ·· 81
　　3　眼鏡レンズの眼に対する矯正効果 ·· 81
　　4　眼鏡レンズによる網膜像の拡大・縮小効果 ·· 82
　　5　ナップ Knapp の法則 ··· 82
　　6　プレンティス Prentice の公式 ·· 83
　　7　見かけの調節力（spectacle accommodation）··· 83
　　8　アッベ Abbe 数 ·· 83

2　眼鏡レンズの知識 ·· 85
　　1　眼鏡レンズの材料 ·· 85
　　2　眼鏡レンズの設計 ·· 86
　　3　眼鏡レンズの品種，その概要 ·· 87
　　4　眼鏡レンズの表面処理 ·· 95
　　5　JIS 規格による規定の概要 ··· 96

3　眼鏡フレームの種類と構造 ·· 98
　　1　眼鏡枠（眼鏡フレーム）の種類 ·· 98
　　2　眼鏡枠各部の名称 ·· 98
　　3　フレーム選択の考え方 ·· 98

4　レンズメータの使い方と注意点 ……………………………………………………… 101
　　1　レンズメータによるレンズ屈折力の測定 ………………………………………… 101
　　2　マニュアル式レンズメータ ………………………………………………………… 103
　　3　自動式レンズメータ ………………………………………………………………… 103
　　4　眼鏡レンズ測定の留意点 …………………………………………………………… 104

5　眼鏡処方に必要な屈折検査
　A. 他覚的屈折検査 ……………………………………………………………………… 106
　　a. オートレフラクトメータ ………………………………………………………… 106
　　1　オートレフラクトメータの使い方 ………………………………………………… 106
　　2　手持ち式オートレフの注意点 ……………………………………………………… 108
　　3　装置の特性について ………………………………………………………………… 108
　　b. 検影法（レチノスコピー） ……………………………………………………… 110
　　1　検影法とは …………………………………………………………………………… 110
　　2　検影法の原理 ………………………………………………………………………… 111
　　3　検影法の手技 ………………………………………………………………………… 112
　　4　検影法の臨床での使い方 …………………………………………………………… 113

　B. 自覚的屈折検査 ……………………………………………………………………… 117
　　1　他覚的屈折検査を参照にした自覚的屈折検査 …………………………………… 117
　　2　自覚的屈折検査による乱視の検出 ………………………………………………… 119

6　瞳孔間距離の測定法と心取り点間距離の書き方 …………………………………… 121
　　1　瞳孔間距離と心取り点間距離 ……………………………………………………… 121
　　2　遠見瞳孔間距離の測定 ……………………………………………………………… 121
　　3　近見瞳孔間距離の測定 ……………………………………………………………… 123
　　4　心取り点間距離の具体的決め方 …………………………………………………… 123

Ⅲ　付　録　　125

1　眼鏡処方せんの書き方 ………………………………………………………………… 126
　　1　レンズ種類 …………………………………………………………………………… 126
　　2　レンズ値 ……………………………………………………………………………… 127
　　3　用法 …………………………………………………………………………………… 128
　　4　有効期間 ……………………………………………………………………………… 128
　　5　特記 …………………………………………………………………………………… 128

2　眼鏡の医療費控除について（含：小児弱視治療用眼鏡） ………………………… 129
　　1　治療用眼鏡の医療費控除 …………………………………………………………… 129
　　2　小児弱視等の治療用眼鏡等の療養費支給 ………………………………………… 129

　索　引 ……………………………………………………………………………………… 135

症例一覧

1. **乳児の眼鏡処方**
   - 生後3カ月女児　両眼先天性白内障術後の症例 …………………… 3
   - 1歳10カ月女児　未熟児網膜症治療後の強度近視性不同視の症例 …………… 6
   - 生後5カ月女児　早期発症内斜視の症例 …………………………… 8
2. **幼小児の眼鏡処方**
   - 2歳6カ月女児　両眼遠視性弱視の症例 …………………………… 17
   - 3歳6カ月男児　遠視性不同視弱視の症例 ………………………… 18
   - 6歳女児　両眼遠視の症例（根気がない）………………………… 20
   - 3歳8カ月女児　強度近視性弱視の症例 …………………………… 21
3. **小学生，中学生，高校生の眼鏡処方**
   - 6歳男児　初めて眼鏡を装用する近視性乱視の症例 ……………… 24
   - 11歳女児　近視性不同視の症例 …………………………………… 26
   - 9歳女児　潜伏遠視の顕性化による裸眼視力低下の症例 ………… 27
   - 7歳女児　発見が遅れた遠視性不同視弱視の症例 ………………… 29
   - 15歳男子，中学3年生　近視を伴った間歇性外斜視の症例 ……… 30
4. **成人の眼鏡処方**
   - 48歳男性，事務職　加齢による近視の減弱と調節力減弱の症例 …… 34
   - 37歳女性，主婦　遠視＋調節緊張の症例 ………………………… 36
   - 50歳男性，歯科医　老視＋輻湊不全の症例 ……………………… 37
   - 38歳女性　強度近視（装用距離）の症例 ………………………… 38
   - 22歳男性　乱視（斜乱視）の症例 ………………………………… 40
   - 52歳男性，タクシー運転手　不同視の症例 ……………………… 41
5. **遠近両用眼鏡処方**
   - 67歳男性，無職　二重焦点レンズ処方症例 ……………………… 45
   - 58歳男性，設計士　三重焦点レンズ処方症例 …………………… 46
   - 52歳女性，事務職　累進屈折力レンズが初めての処方症例 …… 47
   - 73歳女性，無職　累進屈折力レンズの経験のある症例で買い換え症例 ………… 48
   - 41歳男性，プログラマー　VDT症候群で累進屈折力レンズ処方症例 ………… 50
6. **眼精疲労に配慮した眼鏡処方**
   - 74歳男性　複視と眼精疲労を訴える高齢者の症例 ……………… 53
   - 42歳男性　疲れを訴える長時間VDT作業者の症例 ……………… 55
   - 15歳男性　頭痛のため学習困難を訴えた症例 …………………… 56
7. **特殊眼鏡処方**
   A. ロービジョンの眼鏡処方
   - 70歳男性　右眼，社会的弱視；左眼，固定内斜視（光覚）の症例 ……… 62
   - 7歳男児　拡大鏡と単眼鏡処方希望の症例 ………………………… 64
   - 63歳男性　新聞など活字が読みにくい症例 ……………………… 65

   B. 保護眼鏡，着色眼鏡
   - 41歳女性，VDT作業者　不快な画面のちらつきを訴える症例 ……… 68
   - 65歳男性　白内障術後まぶしさを訴える症例 …………………… 69
   - 40歳女性，無職　網膜色素変性の症例 …………………………… 70

   C. ダイビング用ゴーグル
   - 23歳男性　スキューバダイビングを始めた近視の症例 ………… 74
   - 42歳女性　スキューバダイビングをしているが，水中で遠くが見づらい症例 ……… 75
   - 44歳男性　水中で遠くも近くも見づらい症例 …………………… 76

略語一覧

RV：right vision
LV：left vision
S　：spherical lens　球面レンズ
C　：cylindrical lens　円柱レンズ
D　：Dioptrie（独），diopter（英）　ジオプトリー
cyl：cylindrical lens　円柱レンズ
Ax：axis　軸

　　　眼科に関する学術用語は原則として「日本眼科学会編　眼科用語集第5版」によった．

　　　矯正視力の書き方は眼科専門医試験問題の記載に準じた．

　　　屈折度の記載は，JIS規格にJIS T-7313　眼鏡レンズに関する規格　頂点屈折力の許容誤差「屈折補正用単焦点眼鏡レンズ」により，12D未満は小数点以下2桁，12D以上は小数点以下1桁とした．

I

眼鏡処方の臨床

1 乳児の眼鏡処方

1 眼鏡処方の対象となる疾患

乳児期に視力や両眼視機能の発達を妨げる強度の屈折異常がある場合，眼鏡処方の対象となる。

1）無水晶体眼

先天白内障は早期手術によって良好な視機能を獲得し得る代表的疾患である。両眼性の術後無水晶体眼に対しては，弱視の治療のため，できるだけ早期に眼鏡またはコンタクトレンズを処方し，適切な屈折矯正を行う。

また，乳児の硝子体手術の適応疾患は，第一次硝子体過形成遺残 persistent hyperplastic primary vitreous（PHPV），家族性滲出性硝子体網膜症 familial exudative vitreoretinopathy（FEVR），未熟児網膜症 retinopathy of prematurity（ROP）など，多くは網膜周辺部から水晶体後面に線維血管組織が存在し牽引性網膜剥離を生じているため，水晶体切除を要する。通常，片眼性では視力予後不良のため手術適応とならないが，両眼性では，術後に網膜が復位したら無水晶体眼に対する眼鏡処方を検討する。特に，未熟児網膜症では，重症型 aggressive posterior ROP に対する早期硝子体手術技術が進歩したため，術後に未熟児に適した規格の眼鏡が必要である[1)2)]。

2）強度屈折異常[1)]

乳児期に強度の遠視，遠視性乱視，遠視性不同視を認めた場合には，屈折異常弱視の予防のため眼鏡処方を検討する。乳児期の精密屈折検査には調節麻痺薬が必須である。内斜視のない場合には調節麻痺薬として1％シクロペントラート塩酸塩点眼を用いることが多いが，眼位異常，強度遠視が疑われる場合は0.25％または0.5％アトロピン硫酸塩点眼による精密屈折検査を行う。＋5.00Dを超える遠視，＋3.00Dを超える乱視がある場合は，縞視力 grating acuity や眼位を評価し，完全矯正眼鏡を処方する。

強度近視，近視性乱視で左右差がなければ2歳以降に眼鏡処方を検討すればよい。一般に強度近視性不同視では網膜の器質病変を伴うことが多く，早期に眼鏡矯正と健眼遮閉による弱視治療を行っても視力予後不良である。

強度遠視・遠視性乱視をきたす疾患として小眼球，レーベル先天黒内障など，強度近視・近視性乱視をきたす疾患として発達緑内障，水晶体偏位，円錐水晶体，未熟児網膜症，網膜有髄神経線維，Stickler症候群などの全身症候群が挙げられる（表1）[1)2)]。たとえ重篤な視覚障害をきたす疾患があっても，保有視機能の発達を促すためには，強度屈折異常を検出し，適正な眼鏡を処方する必要がある。

表1　乳児期に強度屈折異常を伴う代表的疾患

強度遠視・遠視性乱視	小眼球，レーベル先天黒内障，扁平角膜，角膜瘢痕，先天無水晶体症，
強度近視・近視性乱視	発達緑内障，水晶体偏位，小球状水晶体，円錐水晶体，球状角膜，分娩外傷，角膜混濁，未熟児網膜症，網膜有髄神経線維，先天停止夜盲，Stickler症候群，Marfan症候群，Ehlers-Danlos症候群

3）早期発症内斜視

乳児期に眼位異常をきたした場合，3カ月以上放置すると良好な両眼視機能の発達が困難となる。早期発症内斜視の多くは早期手術を要するが，アトロピン硫酸塩点眼によって遠視（＋3.00 D以上）が検出された場合には，調節性要因の関与を疑い完全矯正眼鏡を処方する。

2 乳児に対する眼鏡処方の注意点

1）乳児の屈折検査

乳児に視反応不良，眼位異常，眼振がみられる場合，全身疾患や器質的眼疾患に伴う強度屈折異常が疑われる場合には，必ず調節麻痺薬を使用した精密屈折検査を行う。調節麻痺薬として1％シクロペントラート塩酸塩は外来で簡便に点眼できて効果的であるが，特に内斜視を伴う場合には，アトロピン硫酸塩点眼を用いた強力な調節麻痺下検査が不可欠である。乳児では0.25％または0.5％アトロピン硫酸塩点眼，1日2回，1週間点眼を原則としているが，全身的な副作用や中毒症状について十分説明し，点眼後に涙囊部を圧迫するよう指導する。

乳児の屈折検査は検影法 skiascopy が基本である。無水晶体眼から強度近視・乱視まで，角膜混濁などの器質病変がある場合でも測定可能である。母親の腕や膝のうえで正面を向かせ，自然に開瞼した状態をとらえて短時間で検査できるように，普段から習熟しておく必要がある。体動が少ない乳児では，手持ちオートレフラクトメータを用いると簡便に検査できる。しかし，測定範囲が限られており，調節の介入や乱視の混入が多い点，眼振や器質病変があると測定値がばらつき不正確である点に注意を要する。

2）眼鏡処方における注意点

乳児期は視力の発達途上のため近見を重視して屈折矯正度数を決める。調節力を喪失した術後無水晶体眼に対しては，単焦点レンズで＋3.00 Dの近見矯正を原則としている。また器質的眼疾患による高度の視覚障害をきたしている場合には，視距離に合わせた近見矯正として保有視機能の発達を促す。

眼鏡処方時には，顔面の大きさ（顔幅）に適した乳児用眼鏡フレーム，レンズサイズを選び，安全性が高く重量・収差の少ないプラスチックレンズで作製するよう指示する。また，弱視や斜視の治療目的に常用する眼鏡であることを家族に十分に説明し，処方後には，眼鏡が正しい位置に安定して装着されているかどうか必ず確認する。乳児は成長に伴って屈折度，顔面の大きさが著しく変化し，心身の発達に伴って体動も激しくなるため，定期的検査を継続することが大切である。

乳児に対する実際の眼鏡処方例

乳児に対する眼鏡処方の対象疾患として先天白内障術後の無水晶体眼，未熟児網膜症治療後の強度近視，早期発症調節性内斜視を取り上げ，処方の実際について例示する。

1）両眼先天性白内障術後の症例

症例：生後3カ月女児

▶ **主訴**：両眼の瞳孔領白濁
▶ **現病歴**：鎖肛のため小児外科を受診した際に，両眼の瞳孔領白濁を指摘された。精査加療目的で紹介され，父母とともに来院した。妊娠・出産に異常なし。鎖肛以外に全身疾患なし。家族

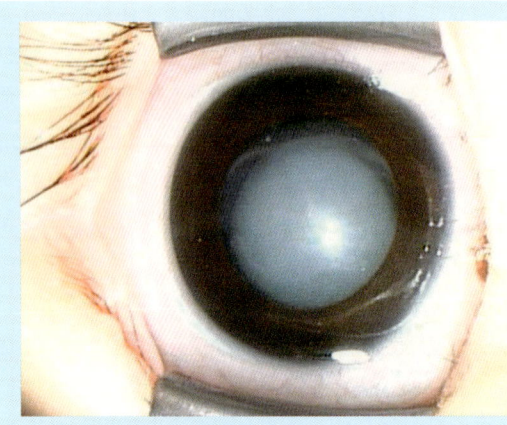
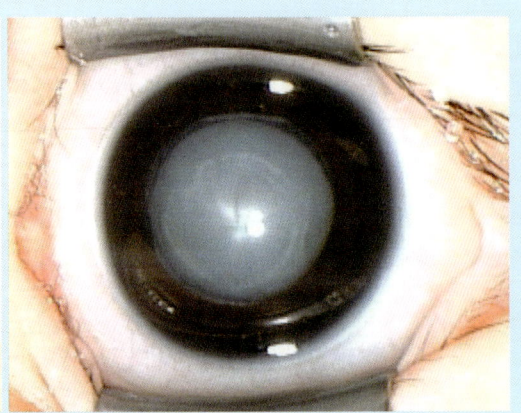

a. 右眼前眼部所見　　　　　　　　　　b. 左眼前眼部所見

図1　生後3カ月女児，両眼先天白内障

歴なし。
▶ **現症**：瞳孔反応正常。ペンライトには反応するが，左右眼とも固視・追視不良で，眼振・異常眼球運動を生じていた。細隙灯顕微鏡にて両眼に高度の核白内障（図1）を認めたが，他に前眼部に異常なし。眼底透見不能，超音波Bモード検査では後眼部に異常なし。
▶ **家族への説明**：先天白内障によって視覚刺激が遮断され，高度の弱視をきたしています。既に眼振が生じているため，早期に手術を行わないと良好な視力が発達しません。他に重篤な眼・全身合併症がないため，全身麻酔のための検査と手術の準備を進めましょう。乳児のため眼球の形態が急速に変化します。眼内レンズ挿入術はリスクが高く適応外です。手術は水晶体・前部硝子体切除術が適していますが，術後の無水晶体眼に対し，眼鏡やコンタクトレンズによる屈折矯正が必要です。弱視の治療のため，適切な眼鏡・コンタクトレンズを作成し，上手に装用できるように頑張りましょう。

眼鏡処方の手順：

　　早急に全身麻酔下検査，両眼白内障手術を施行（経角膜輪部水晶体・前部硝子体切除術），術中術後合併症なし。術後炎症や角膜浮腫が消退し眼圧が安定する術後5日目に眼鏡を処方した。なお，患児の成長によって頻回に再作成する必要があり，費用負担を軽減するため，治療用眼鏡の療育費給付について情報提供した（以下，乳児症例すべて該当。付録「2. 眼鏡の医療費控除について」129頁参照）。

瞳孔間距離の測定：

　　市販の瞳孔距離計を用いて近見で計測すると39mmであった。

屈折度数の決定：

　　検影法skiascopyによる屈折検査を実施，両眼とも屈折値+22.0Dであった。乳児の視力の発達特性を考慮し，眼前33cmに焦点を合わせて両眼屈折矯正度数+25.0Dで眼鏡を処方した。

乳児用フレームの選定：

　　乳児用眼鏡フレームを選び，安全性と重量・収差の軽減のためプラスチックレンズを用い，顔幅に合わせてサイズ40mmで作成した。

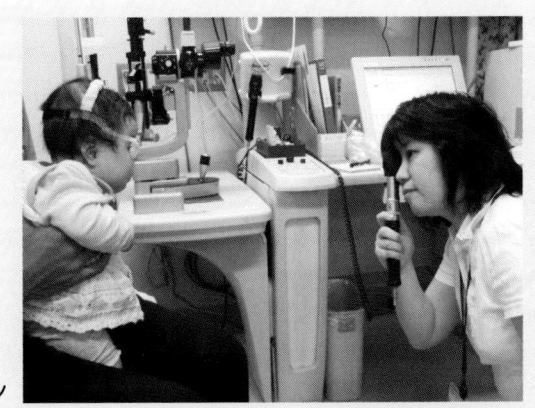

図2 眼鏡装用下で検影法
　　　オーバーレフラクション

装用法の説明：
　家族に対し，弱視の治療目的に常用する眼鏡であることを十分に説明し，眼鏡の取り扱い方，装用状態（フィッティング）の良し悪しについて説明した。

処方後の管理と経過：
　術後6カ月までは1カ月ごとに定期検査を行う。眼鏡が正しい位置に安定して装着されているかどうか確認し，レンズ装用下での検影法オーバーレフラクションを施行（図2），2～3Dの近見矯正に合っているかどうか調べる。眼鏡を常用した結果，術後1カ月で両眼に固視・追視を認めた。眼位は正位となり，眼振が軽減した。
　生後8カ月時に屈折値，瞳孔間距離が変化したため屈折矯正度数＋17.0D，瞳孔間距離42mmで眼鏡を再処方した。生後10カ月時には縞視力grating acuityにて両眼開放下，矯正にて視力0.115まで検出された。

▶ 解説[1)2)]：乳児期は形態覚刺激遮断に対する感受性が極めて高い時期であり，この時期に起こる疾患によって重篤な弱視を起こす。両眼性の先天白内障では，生後10週を過ぎると急速に眼振や異常眼球運動が顕著となるが，早急に手術を行い，眼鏡の装用ができると1～2カ月で眼振が軽減し安定した固視，追視がみられるようになる。
　術後の屈折矯正には眼鏡，コンタクトレンズのほか，最近では眼内レンズの適応も拡大しつつあるが，乳児に対しては，合併症がなく安全で，取り扱いが簡単で，成長に応じた変更が容易である眼鏡が依然として有利である。乳児用眼鏡フレームは，テンプルが柔らかく頭部にバンドで固定するよう工夫されており，仰臥位で体位が変化しても安全に装着できる。サイズ30mm，瞳孔間距離32mmから特注で作製できるため，未熟児の術後無水晶体眼にも対応可能となった。レンズ度数は球面設計で＋33.0Dまで作製可能であるが，度数が大きいほど光学的欠点や重量が増すため，良好な装用状態を維持できるかどうかが問題となる。
　成長による屈折度の変化は，視覚の感受性の高い0～2歳で著しい。レンズ装用下で検影法を行うと簡便に正確な検査ができる。徹照が悪いとき，屈折度の急激な変化をきたしたときは，後発白内障，緑内障，網膜剥離などの術後合併症の発症が疑われる。顔面の成長も早いため，フレームが顔幅に合っているか，瞳孔間距離は変化していないか，レンズ面に汚れや傷がないか注意を払い，頻回にフィッティングを調整する。無水晶体眼では，瞳孔間距離のずれによってプリズム作用が出るため，2mm以上変化したら再処方する。

2）未熟児網膜症治療後の強度近視性不同視の症例

症例：1歳10カ月女児

▶ **主訴**：眼位異常
▶ **現病歴・現症**：在胎30週，734gにて出生した未熟児。修正33週，NICUにて眼底検査の依頼を受け診察したところ，右眼は網膜血管がposterior ZoneⅡにて途絶し，血管の拡張蛇行，異常吻合と出血を認めた（図3）。左右差があり非典型的であったが，重症未熟児網膜症（Ⅱ型）の発症を疑い，即日レーザー光凝固を施行，後極側の異常血管部を含め広汎に凝固した。1週間後に追加凝固を行ったが，約1カ月後（修正38週）には瘢痕治癒し，再増殖を認めなかった（図4）。外来で経過観察，1歳時には眼位正位，左右眼ともに固視追視良好，1%シクロペントラート塩酸塩点眼による調節麻痺下屈折検査で両眼＋0.50Dであった。しかし，1歳3カ月頃よりときどき右眼が外斜視を呈するようになった。アイパッチによる左眼の遮閉治療（2時間/日）を行い経

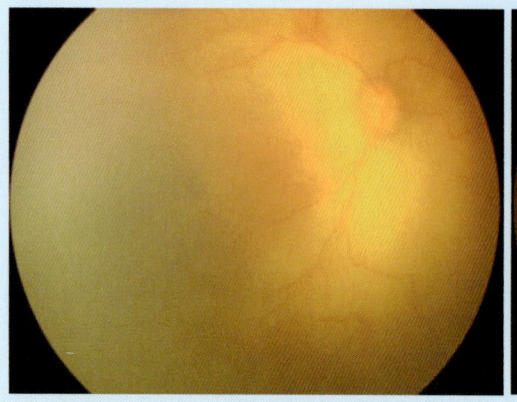 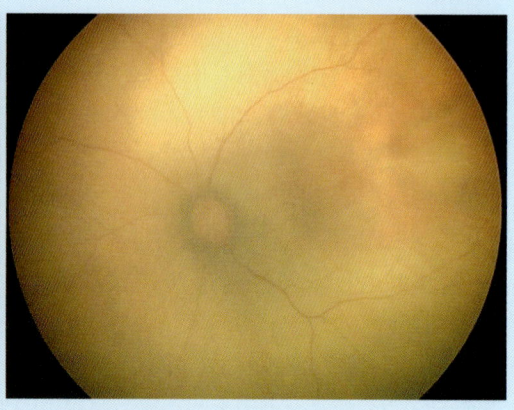

a. 右眼眼底所見，網膜血管がposterior ZoneⅡにて途絶，後極側に血管の拡張蛇行，異常吻合，出血を認め，Ⅱ型未熟児網膜症の発症が疑われる。

b. 左眼眼底所見，ZoneⅡまで網膜血管発達，網膜症を認めず。

図3

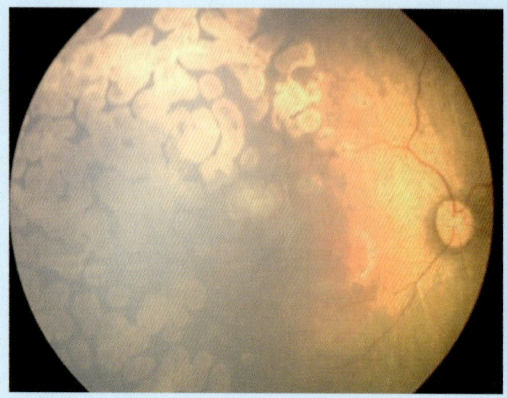 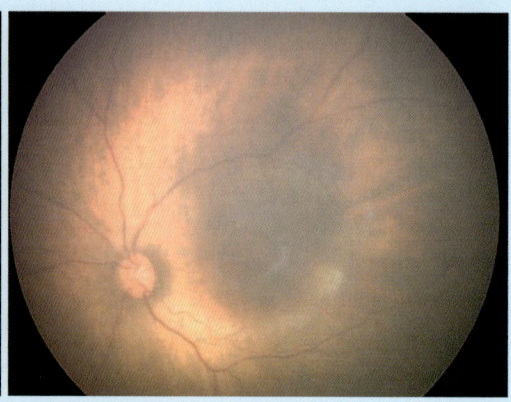

a. 右眼眼底所見，瘢痕治癒（瘢痕期1度）。

b. 左眼眼底所見，異常なし。

図4

過観察したが，外斜視が増加し，左眼遮閉時に嫌悪反応もみられるようになった．1歳7カ月時の調節麻痺下屈折検査では右眼－4.00D，左眼－0.50Dと右眼の近視化を認めた．1歳10カ月時，前眼部〜眼底に著変は認めなかったが，0.25％アトロピン硫酸塩点眼による精密屈折検査を実施したところ，右眼－8.00D，左眼－0.25Dと右眼の近視が進行し，強度の近視性不同視となった．

▶ **家族への説明**：重症未熟児網膜症を起こした右眼に強度の近視を生じています．網膜症に極度の左右差があったため，もともと右眼の視力予後は不良と考えられますが，少しでも弱視を改善するために，眼鏡をかけて右眼に焦点を合わせ，訓練を行いましょう．左眼がよく見えているので眼鏡をかけたがらないかもしれませんが，もうすぐ2歳，発達は良好でテレビや本にも興味を示しておられますので，少しずつ眼鏡をかける時間を作ってみてください．

眼鏡処方の手順：

瞳孔間距離の測定：
市販の瞳孔距離計を用いて遠見で計測すると46mmであった．

屈折度数の決定：
0.25％アトロピン硫酸塩点眼による調節麻痺下で検影法，手持ちオートレフラクトメータによる屈折検査を実施，前述のように右眼－8.00D，左眼－0.25Dの右眼強度近視性不同視を検出した．2歳前で，右眼は弱視であるため，眼前50cmに焦点を合わせて屈折矯正度数は右眼－6.00D，左眼Planoとして眼鏡を処方した．

処方後の経過：
はじめは装用を嫌がっていたが，処方後3カ月，2歳になり，テレビや本をみるときに眼鏡を装用できるようになった．森実式ドットカードによる近見視力検査を試したところ，眼鏡矯正下で両眼0.2，右眼0.05まで測定できた．眼位は正位〜右眼外斜位．眼鏡を装用してから右眼の外斜視が軽減したと家族も話している．引き続き弱視治療に取り組んでいる．

▶ **解説**：重症未熟児網膜症および光凝固治療によって強度の近視化をきたしたと考えられる症例であり，外来で継続して眼底検査，視反応，眼位，屈折検査を行ったため早期に眼鏡を処方することができた．しかし，乳幼児期の強度屈折異常は，眼科受診の機会がないと発見されにくい．視反応不良，眼位異常，眼振はもとより，他のさまざまな主訴にて来院した際にも，散瞳下の眼底検査，調節麻痺薬を使用した精密屈折検査は必ず施行しておきたい．一方，乳幼児期に強度の屈折異常が検出された際には，しばしば器質的疾患が背景にあるため，前眼部から眼底周辺部まで詳細に観察すべきである（表1）[1)2)]．

両眼の強度近視，近視性乱視の場合には，近方視で網膜への結像が起こるため遠視に比べて弱視を生じにくい．しかし，年齢とともに遠見障害が視空間認知や視覚に基づく行動の発達に影響を及ぼすため，－4.00Dを超える近視，－3.00Dを超える乱視がある場合は，近視は低矯正，乱視は原則として完全矯正で，2歳頃から眼鏡処方を検討する．この症例のように，不同視差が5.00D以上の強度近視性不同視の場合，器質病変が潜在しており眼鏡を処方しても予後不良のことが多い．しかし屈折度が－10.00D以内で，眼底後極部の萎縮病変がなく，顕性斜視のない例では眼鏡を処方し，健眼遮閉による弱視治療を試みる[3)]．

3）早期発症内斜視の症例

症例：生後5カ月女児[2]

▶ **主訴**：内斜視

▶ **現病歴**：生後2カ月頃より左眼が寄り目になることに気づいた。その後右眼も寄るようになった。精査加療目的で紹介され母とともに来院した。妊娠・出産に異常なし。既往歴として心室中隔欠損があり経過観察中。発達正常。家族歴なし。

▶ **現症**：瞳孔反応正常。左右眼とも固視良好であったが交代視しており、Krimsky法にて50Δの内斜視を検出した（図5a）。両眼に外転制限を認めた。前眼部・中間透光体・眼底に異常なし。屈折検査にて両眼に＋4.00Dの遠視を検出した。神経内科で精査、頭部MRIを施行したが異常なし。1日30分の交代遮閉訓練を行ったが外転制限は残存し、斜視角は不変であった。

▶ **家族への説明**：視力には左右差がありませんが、常に内斜視となっているため、両眼で物を同時にとらえて立体的に見る両眼視機能の発達が阻害されています。原因として外転神経麻痺を疑っていますが、遠視によって内斜視が悪化している可能性も考えられます。早く目の位置をまっすぐに矯正して両眼で物をとらえることができるように、まず遠視を完全に矯正する眼鏡を処方しますので、お子さんに常用させてみてください。

▶ **眼鏡処方の手順**：

瞳孔間距離の測定：
　市販の瞳孔距離計を用い、カバーテストを行って左右眼の位置を遠見で計測すると39mmであった。

屈折度数の決定：
　生後7カ月時に0.25％アトロピン硫酸塩点眼による精密屈折検査を実施したところ、両眼に＋3.00Dの遠視を検出した。完全矯正眼鏡（両眼屈折矯正度数＋3.00D）を処方した。

処方後の経過：
　家族の熱意と努力によって、はじめから眼鏡を嫌がらずにかけられ、装用状態は良好であった。生後6カ月未満発症の大角度の内斜視であったが、眼鏡装用を開始して1カ月後には眼鏡装用下で眼位正位となった（図5b）。非装用下では左眼内斜視となる。両眼の外転制限は徐々に改善している。眼鏡フレームのフロントサイズが小さくなったため、生後9カ月時に眼鏡を再処方した。

▶ **解説**：生後3～4カ月は立体視の感受性が高いため、早期発症内斜視（生後6カ月までに発症）では、迅速な診断と眼位矯正が必要である。この症例は、当初外転神経麻痺を疑い、精査、交代

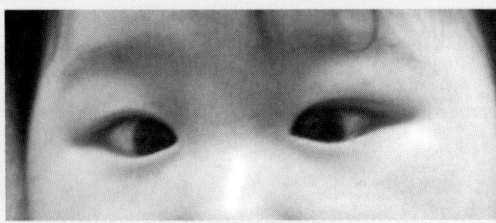

a. 初診時眼位、内斜視50Δ。

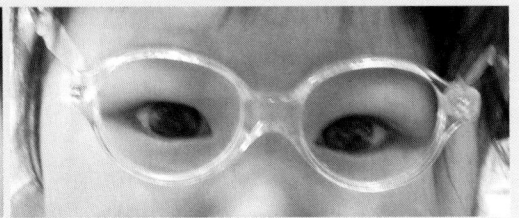

b. 生後8カ月、完全矯正眼鏡装用にて正位。非装用時は内斜視。

図5　5カ月女児、早期発症内斜視

遮閉訓練を実施，早期手術も念頭に置いていたが，完全矯正眼鏡の常用にて眼位は正位となった。

生後4週～20週における20Δ以上の内斜視を追跡調査した近年の多施設研究では，小角度，変動する内斜視や，+3.00D以上の遠視を伴う例では自然治癒する可能性もあると指摘されている[4,5]。しかし，内斜視が遷延する際には，調節性要因の関与を疑い，完全矯正眼鏡を手術に先立って装用させるのが原則である。調節性内斜視のなかには生後4カ月で発症する例もあることが知られている[6]。

(仁科幸子)

文献

1) 仁科幸子：眼鏡処方・検査のコツ―乳児の眼鏡．日本視能訓練士協会誌 38：71-76，2009．
2) 仁科幸子：眼鏡 ケーススタデイ，乳児の眼鏡．あたらしい眼科 26：753-740，2009．
3) 大野京子：強度屈折異常．丸尾敏夫(編)：眼科診療プラクティス 27．166-170，文光堂，東京，1997．
4) Pediatric Eye Disease Investigator Group：The clinical spectrum of early-onset esotropia：Experience of the congenital esotropia observational study. Am J Ophthalmol 133：102-108, 2002.
5) Pediatric Eye Disease Investigator Group：Spontaneous resolution of early-onset esotropia：Experience of the congenital esotropia observational study. Am J Ophthalmol 133：109-118, 2002.
6) Coats DK, Avilla CW, Paysse EA, et al：Early-onset refractive accommodative esotropia. J Pediatr Ophthalmol Strabismus 35：275-278, 1998.

Ⅰ. 眼鏡処方の臨床

2 幼小児の眼鏡処方

1 幼小児の眼鏡処方の基礎的知識

1）視力測定の特殊性

　幼小児では，視力測定に独特の知識と経験が要る。

　a．2歳から3.5歳頃まで

　2歳から3.5歳頃までの幼児では，通常のランドルト環を用いた最小分離閾の測定が困難である。最小可読域を問う絵視標を用いる場合もあるが，筆者は森実式ドットカード〔(株)はんだや〕を愛用している(図1)。森実ドットカードは最小視認閾である点視標を用い，その大きさ（視角）から視力値を得る。絵として兎のものと熊のものがあり，筆者は兎のほうを使っている。兎（うさちゃん）の絵の中に黒い点で描かれている目（おめめ）が見えるかどうか尋ねる（おめめどこ？）と

いう優しいコンセプトで設定され，手法的に幼児に非常に親しまれやすく，検査時の抵抗がまずない。

　b．3.5歳以降6歳頃まで

　3.5歳以降6歳頃までの小児では，ランドルト環単独視標を用いた視力測定がほぼ全例で可能となる。しかし，それでも，検査側のスタッフ（certified orthoptist：CO；視能訓練士）との信頼関係ができていないと，なかなか正確な視力値は得られない。常に声をかけながら，そして手早く測らねばならないが，視標呈示時間は成人（3秒）よりは長目の5秒程度と心がける。視力測定がこのような特徴をもつので，レンズ交換法による自覚的屈折検査法（ドンデルス Donders 法）はなおさら難しい。試すレンズ度数をある程度範囲を絞ってから比べて自覚的屈折値を得るのがコツである。したがって，屈折値を求めるためには，次に述べる他覚的屈折検査が決め手となる。

2）屈折検査の特殊性

　幼小児では自覚的屈折検査法は非常に困難であるうえに，できたとしても信頼性が乏しい。屈折値を得るためには他覚的屈折検査がただ一つの信頼のおける手段となる。乳幼児における他覚的屈折検査の価値は以降の年代におけるそれよりもはるかに高い。

（1）幼小児の屈折検査法とその注意点

　a．検影法（レチノスコピー retinoscopy，
　　スキアスコピー skiascopy）

　最も簡便な方法で，レチノスコープと球面レンズ（板付きレンズ）さえあればできる(図2)。オートレフラクトメータができない乳幼児でも測定できる[1]。

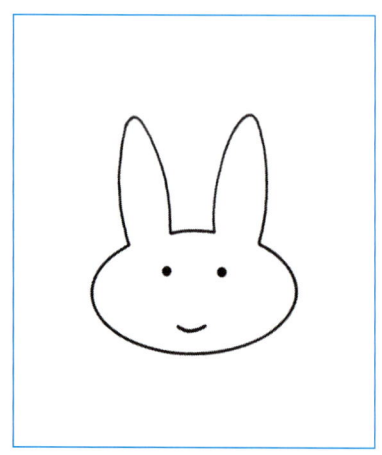

図1　森実式ドットカード（うさぎ）
　大きさが5cm×8cm（ヨコ×タテ）と小さく，子どもの手にも入る。うさちゃんの絵が可愛い。

オートレフラクトメータができない場合としては，一般に，第1にアゴ台に顎を乗せたり，じっと固視標を見つめることのできない乳幼児（含・発達障害児）の場合があり，第2に測定する眼の中間透光体に混濁がある場合があり，また，年長者の例であるが，第3に円錐角膜の場合が挙げられる。

　乳幼児では，子どもの顔に正面から向かうことによってレチノスコピーを行うことが十分可能である（含・発達障害児）。中間透光体である角膜・水晶体・硝子体に混濁があっても，一部でも光が透見できる透明な部分があれば，大まかな値だが，屈折値を求めることができる。逆に，こういった中間透光体の混濁や円錐角膜の所見は，レチノスコピーの最初の段階で透見が異常という情報から得ることが可能で，いわば徹照法を行っていることになる。レチノスコピーのもう一つの優れた点は，このように最初の段階で徹照法が自然にできることにある。

　レチノスコピーでは，泣き叫ぶ赤ちゃんを押さえつけて実施する場合がある。新生児あるいは乳児に点眼麻酔を施し，仰向けに寝かせ，タオルか毛布で胸から下をグルグル巻きにし，2・3人で押さえつけて実施するが，同時に開瞼器で目をあけなければならない。このとき，開瞼器が目を圧迫すると測定値が狂ったり，乱視を作ってしまうので，要注意である。慣れてくると1回のスキャンでかなりのめどが立つので，お母さんにダッコしてもらってる状態でも十分測定することができる。

　さらに応用として，眼鏡を装用した状態のまま普通にレチノスコピーを行うこともできる。スルーザレンズレチノスコピー through the lens retinoscopy という設定で，眼鏡度数が低矯正でないか，過矯正でないか，適正なのかを他覚的に判定することができて非常に有用である。

　なお，レチノスコープには2種類があることも知っておいて欲しい。照射される光の形が長方形の線状検影器・ストリエイクレチノスコープと点状ないしは円状の光が出る点状検影器・スポットレチノスコープである。このスポットレチノスコープは1回のスキャンで乱視がほぼわかり，二つの経線のスキャンが素早くできることから，新生児や乳児の測定に向いている。

　また，被検眼の瞳孔の大きさも重要なチェックポイントである。レチノスコピーを行っている間に縮瞳が起これば，子どもが近方に調節したことを示し，屈折値が大幅に近視化する。子どもはいくらきちっと遠方に固視標を置いてもなかなかそれへの固視を維持し続けてくれず，眼前のごく近くにあるレンズ枠や検者の指を見てピントを合わせようとする。これを避けるには次項の調節麻痺薬を用いるしかない。

　レチノスコピーは眼科専門医であればマスターしておかねばならない熟練の技の一つである。筆者がマニュアルを動画でまとめたビデオ教材があるので，それをご覧になりながら習熟されるのも一法である[2]。

　b．オートレフラクトメータ・自動レフラクトメータ automatic refractometer

　オートレフラクトメータ（オートレフ）（図3）は2歳児以上でしっかりしておれば測定そのものはできるものの，安定した測定は3.5歳になるのを待たねばならない。器械をのぞいて測定することから宿命的に器械近視を発生させ，屈折値が近視側にシフトするのが第1の欠点である。第2の

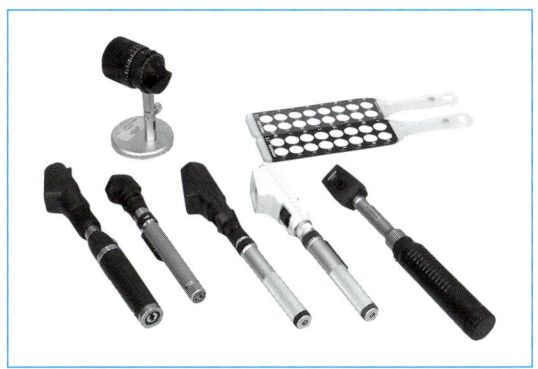

図2　各社のレチノスコープ本体（手前）と板付きレンズ（右上）
左上はトレーナー（模型眼）で，レチノスコピーの練習に使う。

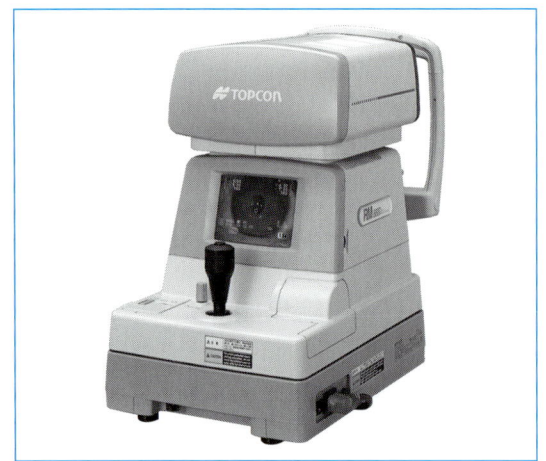

図3 オートレフラクトメータ
　図はケラトメータ内蔵の内部視標型オートレフケラトメータ。幼小児では固視標を実在空間遠方に置くことのできるタイプ外部視標型のほうが望ましい。

欠点として，不必要に乱視を打ち出すことがある。測定値が0.50 D以下の乱視度数は無視してよい。乱視の軸角度に関しても，87°あるいは14°と打ち出しても，眼光学上の観点から90°あるいは180°に読みかえ，打ち出された値をそのまま単純に眼鏡処方せんに転記してはならない。

逆に乱視度数が1.00 D以上の場合は，軸角度はある程度は信用してよく，乱視度数が3.00 D以上に強い場合は，打ち出された値そのままでほぼよい場合もあるものの，ケラトメータで確認すべきである。60歳以上で調節機能が全くないものやアトロピン硫酸塩点眼麻痺下でも，オートレフは全く同じ値を繰り返して打ち出してはくれはしない。なお，オートレフにケラトメータの機能ももたせたオートレフケラトメータが販売されており，かなり広く用いられている。

(2) 幼小児の屈折検査の特殊性
　　―調節麻痺薬の使い方と注意点―

　幼小児では，遠方に正しく焦点を維持する集中力に欠けるため，たとえ調節視標を遠方に置いて固視させたとしても，固視標までの空間のどこにピントを合わせているのか全く保証できない。このため，他覚屈折検査には調節麻痺薬の点眼が欠かせない。

　点眼用調節麻痺薬としてはトロピカミド，シクロペントラート塩酸塩，アトロピン硫酸塩があるが，トロピカミドは残余調節力が5〜7Dと大きいので不適である（正しくは禁忌，屈折検査時に最大この量の誤差を生じる可能性がある）。

　第一次選択は1％シクロペントラート塩酸塩で，5分毎に2回点眼，60〜90分後に測定する。眠気が出現するので注意を要する。点眼痛などで点眼しにくい場合でも多数回点眼しないように注意しないと，副作用としてさらに精神作用が出現することがあるが，多くはあっても朦朧である。ただ，シクロペントラート塩酸塩は意外と近視眼に効きが弱い。シクロペントラート塩酸塩を点眼しても，オートレフを行うとしっかり器械近視が混入する例が少なくない。近視例ではこのことをわきまえておかねばならないし，レチノスコピーの必要性の一つがここにある。

　アトロピン硫酸塩は最強の調節麻痺作用をもち，押さえつけて屈折検査をしなければならない場合でも，また，内斜視や弱視の場合に適応となる。年齢を問わず1％液を用い，1日2回×7日間の点眼が必要である[4]。副作用として局所の充血（結膜充血），顔面紅潮や発熱があり，点眼後1分間の涙嚢部圧迫が必須である。熱を誘発したり，嫌がって点眼できない場合は軟膏製剤（1％）を1日2回上下眼瞼縁に塗布する。調節麻痺作用は長く，完全回復までに最高8週間を要するので，眼位検査などはその後に行う。なお，筆者はあまりに副作用をおそれて0.5％液を点眼したり学問的証明evidenceのない0.25％液を採用する立場にはない。

3) 屈折値の取り扱い

(1) 自覚的屈折検査が信頼おけない〜不可能な場合

　3.5歳までは全例が自覚的屈折検査が不可能〜信頼おけないし，3.5歳を超えても子どもによっては自覚的屈折検査が不確実なことが多い。この場合，他覚的屈折値だけで眼鏡処方の要否を判断することになる[5]。

表1 正常発育児の屈折値

年齢	屈折値	眼鏡処方を要する屈折値
3カ月	S＋4.00D	S＋6.00D以上
1歳	S＋2.00D	S＋4.00D以上
2歳	S＋1.00D	S＋3.00D以上
3歳	S＋1.00D	S＋3.00D以上

（1％シクロペントラート塩酸塩調節麻痺下）

a．遠視例

何D以上なら眼鏡が必要かが問題となる。下記**表1**の正常値よりも2D以上強い場合に眼鏡装用の判断をする。

処方度数としては，他覚的屈折値−1.50Dを第一次選択とし，試用させて決定するが，嫌がる場合は−2.00Dまで度数を減じ試用してみる。遠視度数が強くて眼鏡が必要であるのに拒絶反応が強いときは，例外的にシクロペントラート塩酸塩を眼鏡購入当日の朝から1日2回×3日間点眼するとよい。

上記屈折値よりも3.00D以上遠視度数が強い場合は，まず弱視が考えられるので，両眼性の場合はアトロピン硫酸塩調節麻痺下の屈折値の完全矯正を行うのが一般的である。この場合，調節力も育っていないので，遠視度数を減じなくても子どもは嫌がらない（症例 2歳6カ月女児：17頁参照）。片眼性弱視（不同視弱視）の場合は，健眼の度数は裸眼視力を下回らない矯正視力が得られる度数にしないと，子どもは眼鏡をかけてくれない（症例 3歳6カ月男児：18頁参照）。

b．近視例

近視は必ず焦点の合う世界があるので，幼小児でも弱視のおそれはない。中等度までの近視の場合は眼鏡装用は急がないし，無理をしない。

しかし，中等度以上（−3.00Dよりも強度）の近視例では，眼鏡装用は子どもなりの世界を広げるので，眼鏡装用のメリットを保護者に諭すことも欠かせない。保護者は子どもに眼鏡装用が始まることを嫌がるのが通例であり，中学生くらいになったらはめさせようと思っているなどとよく聞かされるが，眼鏡は保護者主体で選んで着させるお洋服のようなファッションではなく，必需品である。例えば，幼稚園や保育所の遠足や野外遊びのとき，みんなが遠くにきれいな山が見えていると話題にしたときについて行けないし，動物園では遠くに見えるきりんさんのお首が見えない。童話やマンガをやってる映画館に行っても，後のほうの席ならピンボケでよく見えず，すぐに飽きてしまう。中秋の名月のお月見でも，月の形の違いがよくわからないので，満月の意味がわからなくてつまらない。このように，中等度以上の近視例では積極的に眼鏡処方に向けてトライアルを行うほうがよい。

強度近視の場合は，度数の強い凹レンズのための網膜像縮小のため，完全矯正は好ましくないし，子どもに嫌がられる。実際の処方度数は他覚値の1/2〜1/3程度でよい。試用を繰り返して嫌がられない度数を求める。

c．乱視例

3.00D以上と強い場合は弱視（経線弱視）の存在が考えられるので，乱視度数の完全矯正を試すのが一般的であり，成人よりもはるかに強い度数まで子どもは平気でかけてくれるが，弱視でない場合は，5歳程度まで待たないと子どもが眼鏡矯正のメリットを感じないことが多い。軸角度はケラトメトリーで確認しておく。

(2) 自覚的屈折検査が可能で信頼おける場合

a．遠視例

遠見視力が良好であっても近見視力が低下していたり，近見時に調節努力を強いられて無意識に調節性眼精疲労を生じていることが多く，表面的には勉強嫌い〜書字読書に対して飽きやすい性格の一因になっていることがある。この現象は，学習能率に敏感な保護者に眼鏡の必要性を説くのに非常に都合がよく，筆者もよく説明に用いる（症例 6歳女児：20頁参照）。

なお，最も留意すべきは，非調節麻痺下の通常の状態で，裸眼視力を下回る矯正視力になるレンズ度数を決して選ばないということである。眼鏡

を装用したら遠くが見えにくくなるような設定をすると，子どもは眼鏡をかけてくれない。また，近見視力は必ず測定して処方の参考とする。眼鏡は常用が原則（症例 6歳女児：20頁参照）。

　　b．近視例

　軽度近視の場合はまず眼鏡処方に至ることはない。3～6歳の子どもでは眼鏡処方度数の下限はS－3.00D以上と考えてよい。眼を細めたりしかめつらをよくするようになれば，子どもが小さな物象に興味を持つようになったことを表すので，横で見ている保護者も納得しての眼鏡処方のタイミングである。

　　c．乱視例

　2.00Dを超えると完全矯正の常用が理想であり，完全矯正を試すのが一般的である。成人よりもはるかに強い度数まで子どもは平気でかけてくれるが，2～3D程度の乱視では，小学校高学年以上まで待たないと子どもが眼鏡矯正のメリットを感じないことが多い。

2　幼小児の眼鏡処方時の問題点とコツ

1）幼小児の眼鏡処方時の問題点

　いわゆる近視の目のトレーニングや訓練をすると視力が上がったり，近視が治ったりするという宣伝がある。保護者は簡単にその弁に惑わされないようにしなければならない。

2）幼小児の眼鏡処方時のコツと秘訣

　一般的に，遠視の場合は上述の学習能率をもとにした説明が有効であるし，しかめつらは近視の場合の保護者への説得力ある表情である。しかし，保護者への説明では下記のように多岐にわたる繊細な注意が必要である。

(1) 子どもが初めて眼鏡をはめる保護者への説得の秘訣

　子どもが眼鏡をかけるということは，保護者にとっても子どもにとっても大きなできごとである。若干の例外はあっても，一般的には楽しみなことではない。子どもがルンルンで眼鏡をかけ始めるためのコツは，保護者がまずそれを楽しいことだとプラス思考で認めることにある。子どもにとってよく見えることの大きなメリットを，保護者としても好ましいことと前向きに理解するように説得するのが大切である。筆者は子どもは診察室の外に出して，保護者の説得にひとしきり時間をかけている。保護者が眼鏡装用を理解せずに嫌がったままでほうっておくと，子どもに以心伝心で，子どもは眼鏡をはめたがらない。

(2) 子どもが初めて眼鏡をはめる場合の周囲への説得の秘訣

　子どもが初めて眼鏡をはめるときには周囲の人間を味方につけるのがコツである。保護者はもちろん，家族，祖父母，クラスメート，担当の先生，近所の友達とその母親などに，子どもが初めて眼鏡を装用した顔を見たときに，けなしたりかわいそうなどといわず，一口に「かわいい！」と言ってほめるよう，前向きの言葉と態度をとるように十分根回ししておく必要がある。初めて眼鏡をかける子どもの不安はとても大きなもので，それがこの一言でなくなることを，次に会ったときの子どもの表情から読みとることができる。

(3) 眼鏡そのものに対する拒否反応が強いときの秘訣

　眼鏡そのものに対する拒否反応が強いと判断したときは無理強いはしない。あまり脅かしたり無理強いすると，円形脱毛を起こしたり性器いじりなどのストレス症状を呈する危険性がある。この場合は機が熟するのを待ち，子どもが眼鏡をはめるメリットを強く体感し，納得して装用し始めるのを待つ。

3　幼小児眼鏡のフレームとレンズ

1）子どもの眼鏡に必要なデザイン

　子どもの眼鏡はおとな用のものをそのまま小型化すればよい，というコンセプトではとても子どもにふさわしい眼鏡はできない。しかし，ちまたにはこういうタイプの眼鏡を作成するメーカーがあり，平気で売りつける眼鏡店にあふれている。

悲しいことに，この点に興味をもたず，現実をわきまえていない眼科医も少なくない。

子どもの顔の特徴は三つあり，第1に瞳孔間距離が狭いわりに顔の幅が広い（おばQ顔）ため，眼鏡の智部を幅広く設定する必要がある。第2に鼻根部が低く平らな（ハナが低い）ため，鼻パッドを高く盛り上げなければならない。第3に耳が低く位置するのでテンプル（つる）を2段曲げのものにして，しっかり支えなければならない。

2) フレーム

子どもの眼鏡にまず求められるのは堅牢性と安全性である。これを忘れてファッショナブルに走ると危険度の高い眼鏡が選択されてしまう。最も避けるべきは外見はよいがひ弱なメタルフレームである。

第一次選択は安全かつ丈夫なセルフレームである。これらの意味から，（株）増永眼鏡製のコーキ・プリティ・シリーズが薦められる（図4）。テンプルもチタン合金で，子どもの乱暴な使用に十分耐え得るものとなっている。

もし将来，子どもが外見を気にし始める年齢になったら，すなわち小学校高学年頃から，眼鏡を大切に取り扱いできるようになったことを確認して，メタルフレームを処方するが，そのなかでも比較的良心的で丈夫なものとして（株）増永眼鏡のスポーツフレックスジュニアを挙げておく（図5）。しかし，おしゃれ願望はどんどん低年齢化，メタルフレームの希求が強くなってきいるのも事実である[6]。

3) レンズ

フレームと同じく丈夫で安全という条件に加え，軽いものが素材として求めれる。安全，軽量という意味ではプラスチックレンズが，丈夫（耐久性）という意味ではハードコートが，さらに同時に薄いという意味では屈折率の高いレンズが適応となり，総合的にはハードコートを施した中屈折のプラスチックレンズが適応となる。

しかし，レンズ度数が8～10Dと強い場合は，

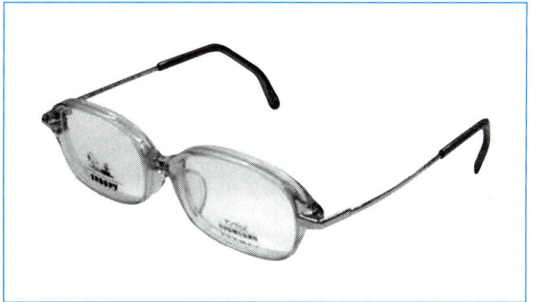

図4 子どもに適したセルロイドフレーム
金属部分はチタン製で，全体に非常に丈夫で安全。

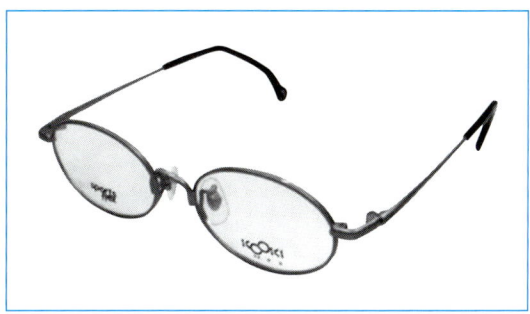

図5 子どもの乱暴な取り扱いにも丈夫なメタルフレーム
チタン製で，鼻パッドの支柱（アシ）も含め，各部分が肉厚で丈夫にできている。

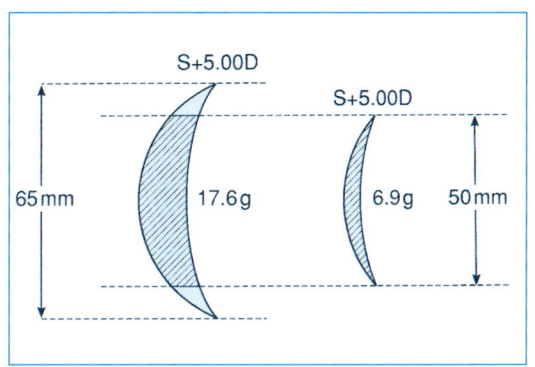

図6 外径の違いによるレンズの重さの違い
直径の大きなレンズから切り取ると，見るからにレンズが重くなる

プラスチックレンズでは厚さが増すためガラスレンズを用いることもある。

さらに，同じ度数でも眼鏡店が仕入れるレンズ直径にも注意を払わなければならない。図6および表2の例からわかるように，処方時には度

表2 レンズの外径の違いによる眼鏡重量の違い

使用レンズの外径	プラスチックレンズの重量	フレームの重量	眼鏡全体の総重量
65mm	17.6g×2	18g	53.2g
50mm	6.9g×2	18g	31.8g

(S＋5.00Dのレンズでフレームのレンズ枠の長径（上下幅）が50mmの場合)

数だけでなくレンズ径にも配慮し，できるだけ小さなレンズ径のものを用いるように処方せんに外径指定をする．この点の理解を眼鏡店に求めることも非常に大切である．同じS＋5.00Dのレンズでも，仕入れたレンズの外径が標準の65mmの場合は，眼鏡総重量が53.2gにもなり，相当重たい眼鏡になる．すなわち，眼鏡店が仕入れるレンズ直径を最小の適したものにするとしないとでは，眼鏡全体では21.4gもの差が生じてしまう．ただ，最小の直径のレンズを加工するには眼鏡作製者としてかなりの技術が要るわけで，この意味から眼鏡店にはそれなりのレベルの技術が要求される．

また，レンズ度数の強い凸レンズでは，重量を少しでも軽くするためにレンチキュラールタイプを使うのが通常である．外観上の観点から，通常のシームレスタイプを希望することもあるが，相当部厚く重たいレンズになるので，十分な説明と相談を要する．

また，軽度近視で遠用のみに処方するときは，必ず硬いメガネケースも同時に購入するように指示する．

4 幼小児眼鏡の処方後の指針

1) 眼鏡レンズの汚れに

子どもが使うと眼鏡のレンズはドロドロに汚れることが普通である．この強い汚れを拭布だけで取ろうとすると，どうしても強く何回もこすってしまい，眼鏡のレンズ表面に施してある大切なコーティングがはがれてしまう．子どもの眼鏡の汚れをとるにはまず洗剤で洗い，手で振って十分に水切りをし，ティッシュペーパーでそっとはさむように水気を吸い取ってきれいにするのがコツ．眼鏡店は金属部分がさびると言ってこれによい顔をしないが，子どもの眼鏡は次々項で紹介するように，1年ほどでサイズを大きく作り替えなければならないので，洗剤洗いのためにさびたフレームは見たことがない．

2) 眼鏡のフィッティング

子どもは眼鏡の扱いがどうしても乱雑であるから，眼鏡が斜めに顔に乗っていたり，前方にずり落ちてはめている（ハナメガネ状態）のによく遭遇する．さらに診察時に，できれば眼鏡全体を前方に軽く引き，容易に眼鏡が引き出てくる場合は眼鏡テンプルの耳および側頭部へのタッチがルーズなことを示している．こういう場合は遠慮せずに眼鏡を購入した眼鏡店に調整に行くように指導する．子どもの特性を理解している眼鏡店なら，月1回以上の調整にも快く応じてくれるのが普通である．また，傷めた部分が部品交換で済む場合も多いので，遠慮せずに購入した眼鏡店を訪れるように保護者に説明する．

3) 子どもの眼鏡の寿命

子どもの眼鏡の寿命は大体1年である．子どもは成長するにしたがい大きくなるので，通常1年ごとにフレームのサイズを大きいサイズのものに作り直していく．フレームのサイズを大きくすると中に入っているレンズも大きくしなければならず，結局1年ごとに新しい眼鏡を購入していくことになる．弱視の場合は，5歳の誕生日までは年1回，以後は9歳の誕生日までは2年に1回，加入している健保組合から眼鏡の価格の70％が補助されるようになったことは朗報である．

4) 眼鏡店に対して

基本的在庫のなかに，上述の条件を満たした子ども用のフレームを常時備えることを求め，各タイプ各色のフレームのパーツの在庫と交換用のテ

ンプルを全サイズ常備しておくことも指示する。上述のように，子どもは取り扱いが乱雑なので，平均月1回以上の調整に快く応じるようにも指導する。

5 幼小児眼鏡の処方後の follow-up の計画

1) 処方後いつ再診すべきか？

眼鏡処方後の1回目は，遠視例では2週間後，近視例では3〜4カ月後とし，視力のほかに眼鏡のいたみ具合とフィッティングもチェックする。

眼鏡の扱い方としてはめ方，はずし方，置き方，レンズの手入れ法も指導する。両手ではめはずしすること，置くときには絶対にレンズ前面を下にしないようにすることなどである。

2) 以後の follow-up

6カ月あるいは幼稚園などの休みごととし，通常1年ごとにフレームのサイズを大きくしていく。特に遠視例では成長とともに遠視度数が減じるのでこれを追跡する。

幼小児に対する実際の眼鏡処方例

1) 両眼遠視性弱視の症例

症例：2歳6カ月女児

- **主訴**：よく見えていないのではないか？
- **現病歴**：この前の日曜日に家族で動物園に行ったとき，少し遠くにいる白い兎が見えてないようだった。不安になって受診。
- **現症**：初診時のスクリーニング的なレチノスコピー（さっとタテヨコ1回のみスキャン）で両眼とも約 $S+9.00D$ の異常があることを検出。斜視は認められなかった。

  $RV = 0.15 (0.2 \times +9.00D)$
  $LV = 0.2 \ (0.3 \times +9.00D)$

  眼位，眼球運動，前眼部，中間透光体，眼底に異常を認めない。
- **保護者への説明**：非常に強い遠視がある。本人はひどいピンボケ状態になっていて，このままではものを見ての学習に非常な遅れが生じるばかりか，見て育つ脳の発達に遅延が起こる。一刻も早くきちんと検査したうえでの眼鏡装用（常用）が必要。そうすれば見るもののピントが合ってきて，やっとものを見ての学習と見て育つ脳の発達が追いついて普通になる。
- **診断**：屈折異常弱視（両）
- **初診時処方**：1%アトロピン硫酸塩点眼液（2回/日の点眼×1週間を指示）
- **再診時所見**：

  アトロピン調節麻痺下のレチノスコピー所見；

  　右眼）$S+9.50D$
  　左眼）$S+9.75D$

  完全矯正下の視力：

  　$RV = 0.2 (0.3 \times +9.50D)$
  　$LV = 0.2 (0.3 \times +9.75D)$
- **眼鏡処方**：上記調節麻痺下のレチノスコピーの値をそのまま処方（完全矯正）

▶ **解説**：両眼の屈折異常弱視では，アトロピン調節麻痺下の屈折値をそのままレンズ度数とする完全矯正が基本。以後の標準的経過は，3～6カ月目頃に日常の非調節麻痺下の屈折値の遠視の程度が1.00D程度軽減され，以後は遠距離視力のベスト値が得られる度数が軽くなっていく。これは調節力が育ち始めたことを意味する。使用眼鏡での矯正視力が裸眼視力よりも悪くなったら，遠距離視力のベスト値が得られる度数にレンズを変更していく。これを繰り返す。このとき，後述の症例：6歳女児（20頁）に紹介する近距離視力をにらみながらの注意が必要。

2）遠視性不同視弱視の症例

症例：3歳6カ月男児

▶ **主訴**：3歳半視力健診で右眼の視力不良を指摘されての紹介受診
▶ **現病歴**：3歳半視力健診で，家庭で行った視力健診のとき，左眼を遮閉して視力をテストし始めると急に不機嫌になってランドルト環の切れ目の方向は全く答えようとせず泣きじゃくったのに，次に右眼を遮閉して視力テストを始めると途端に機嫌がよくなって小さいランドルト環の切れ目も楽しそうにすぐに正答した。市の精密検診に連れていくと，右眼の視力は0.2と不良だったが，左眼の視力は1.0と普通だった。
▶ **現症**：
初診時のレチノスコピーで右眼 S＋6.50D・左眼 S＋0.50Dの遠視を検出
　　RV＝0.25（0.3×＋6.50D）
　　LV＝1.0（1.0×＋0.50D）
眼位，眼球運動，前眼部，中間透光体，眼底に異常を認めない。
▶ **保護者への説明**：右眼に強い遠視がある。このため右眼にはピンボケの画像しか写らない。左眼にも遠視はあるが，ごく軽く正常範囲内で，きちんとピントのあった画像が写っていて，これからも正常に育ち全く問題ない。本人はこれまで，ピンボケ状態の右眼の画像は使わず，ピントのあった左眼の片目だけの画像しか使ってこなかったので，右眼からの画像を使う能力が育ってきていない。この状態を弱視というが，何もせずにいると一生このままで，もし将来見えるほうの左眼がケガでもすると，視力を要求される職業に就けないなどの大変なハンディキャップを背負ってしまうことになる。治療は簡単で，まず眼鏡を装用して右眼の画像のピントを合わせ，左眼に遮閉や見えにくくする処置をして右眼を（のみを）使うようにしていけば，大体6カ月，最大でも2年以内に遅れていた視力が発達して左眼に追いつく。
▶ **診断**：不同視弱視（右）
▶ **初診時処方**：1％アトロピン硫酸塩点眼液（2回/日の点眼×1週間を指示）。3日目に両眼の球結膜充血と微熱の熱発という連絡を受けたので点眼中止。1カ月あけてアトロピン軟膏に替えて処方（2回/日の塗布×1週間を指示）。
▶ **再診時所見**：
アトロピン調節麻痺下のレチノスコピー所見；
　　右眼）S＋8.00D
　　左眼）S＋1.75D

完全矯正下の視力：
　　RV = 0.2（0.3 × + 8.00 D）
　　LV = 0.6（1.2 × + 1.75 D）

▶ **眼鏡処方**：上記調節麻痺下のレチノスコピーの値をそのまま処方（完全矯正）。同時に1日2時間の健眼遮閉（好きなビデオ見ながらでOK）と，その中で20分間だけ赤鉛筆でのキャラクターや迷路なぞりを加えた。

1カ月半後の所見：
　　RV = 0.2（0.6 × + 8.00 D）
　　LV = 1.0（0.6 × + 1.75 D）（1.2 × + 0.50 D）

▶ **眼鏡処方の1～2カ月後頃**：眼鏡処方から1～2カ月経つとアトロピンの調節麻痺作用がとれ，健眼である左眼の屈折値が非麻痺下の値（S + 0.50 D）に戻るので，その確認と同時に左眼のレンズ度数をS + 1.75 DからS + 0.50 Dに軽くして処方する。そうしないと，健眼において完全矯正値のままでは裸眼視力のほうが矯正視力よりも良い状態になり，まだ健眼主導の状態にある子どもは眼鏡なしのほうがよく見えることに気づいて眼鏡を装用しなくなる。

▶ **解説**：不同視弱視では，アトロピン調節麻痺下の屈折値をそのままレンズ度数としてスタートする完全矯正が基本。その後の標準的経過は，3～6カ月目頃に弱視眼視力が上昇していくにつれ，日常の非調節麻痺下屈折値（遠視の程度）が1－2D軽減されていく。これは弱視から回復するにつれて調節力が育っていることを意味する。このため，遠見視力のベスト値が得られる度数に処方度数を変更していく（軽くしていく）ことを繰り返す。このときも，後述の症例：6歳女児（20頁）に紹介する近見視力をにらみながらの注意が必要。

　健眼にアトロピンを使用し続ける弱視治療法を選べば，眼鏡処方の1～2カ月後頃の健眼のレンズ度数軽減は不要となり，経済的効果が大きい。アトロピンを使う片眼弱視治療法には，アトロピン硫酸塩点眼だけを使うアトロピン遮閉法，アトロピン使用に加えて眼鏡レンズ度数を操作するペナリゼーション法，弱視眼にウブレチド点眼を使用するMoore-Johnson石川変法（筆者が最もよく使う）などがある。

　片眼弱視の治療には，遮閉時間を1日6時間とする方法や眼鏡装用だけでよいとする意見がある。多数例を検証して指針を呈示した報告もあるが，筆者は，また恐らく多くの臨床家は，眼鏡装用だけでは効果が弱い（視力上昇が遅い）のである程度の遮閉は必要，子どもの心の傷heart injuryを考えると遮閉時間は6時間は長過ぎて2時間程度が適当，と考えているのではないかと思う。このことは，多数例比較研究の結果からいくら合理的な指針が出ているとしても，ヒトの感覚機能を対象にした統計学的検討には例外（統計上はハズレ値）が相当数内在していることが常なので，いざ目の前の弱視の子どもにどの治療法を選択するかは，医師自身の経験と良識，すなわち知恵を働かせての判断をしているのだと思う。

　簡易法として，屈折値を得るための調節麻痺薬にアトロピンを使わずにシクロペントラート塩酸塩を使い，弱視眼はその完全矯正，健眼は非麻痺下の自覚的ベスト視力が得られる度数矯正という方法もあるが，片眼弱視にはやっかいな微小斜視が隠れている可能性が排除できず，筆者は治療効果が不確実で一般的でないこの簡易法はおすすめしない。

3）両眼遠視の症例（根気がない）

症例：6歳女児

- **主訴**：本を読んだり勉強すると長続きがしない，根気がない。
- **現病歴**：1年くらい前から，宿題やドリルをさせていると，すぐに嫌がってしまう。本を読むだけでもそうで，勉強嫌い，読書嫌い。
- **現症**：初診時のレチノスコピーで右眼 S＋2.00D・左眼 S＋2.25D の遠視を検出。斜視はない。

  レンズ交換法（Donders法）の結果
  　　RV＝1.0（1.0×＋2.50D）
  　　LV＝0.7（1.0×＋3.00D）

  このような遠視例では，近見視力を押さえておくことが絶対に必要である。
  　　RNV＝0.8（1.0×＋2.50D）
  　　LNV＝0.6（1.0×＋3.00D）

  シクロペントラート塩酸塩調節麻痺下のレチノスコピー所見；
  　　右眼）S＋3.25D
  　　左眼）S＋3.50D

  眼位，眼球運動，前眼部，中間透光体，眼底に異常を認めない。

- **保護者への説明**：両眼にある程度の無視できない遠視がある。このレベルの遠視があると，目をあけている間はずっと，ピントを合わせるのに普通以上に余分に目と脳を働かせ続けなければならない。特に近くを見るときはさらにパワーが要るので，読書や勉強では疲れてしまって長続きしない。子どもは目が疲れたと表現することができず，ただ嫌になって近業をやめてしまうか眠気に襲われる。これを改善するには眼鏡装用しかない。子どもさんの遠視に合わせた眼鏡をはめていく必要がある。眼鏡をはめて時間が経って背が伸びていくにつれ，遠視の度数はどんどん軽くなり，子どもさんの程度では将来眼鏡が不要になる可能性も十分にある。そう落ち込まずに，子どもさんの近業が楽になって勉強嫌いが解消されることは間違いないので，前向きに考えて眼鏡装用を決心していただきたい。

- **診断**：軽度遠視（両）

  再診時のレチノスコピーで右眼 S＋2.75D・左眼 S＋3.00D の遠視を検出。

  レンズ交換法（Donders法）の結果
  　　RV＝1.0（1.0×＋2.75D）
  　　LV＝0.8（1.0×＋3.00D）
  　　RNV＝0.9（1.0×＋2.75D）
  　　LNV＝0.8（1.0×＋3.00D）

- **眼鏡処方**：20分間のトライアル装用を行ったうえで，右眼 S＋2.75D・左眼 S＋3.00D を処方。

  3カ月後の所見：
  　　RV＝1.0（1.0×＋2.25D）
  　　　　　1.0（1.0×＋2.75D）＝初診時処方眼鏡
  　　LV＝1.0（1.0×＋2.50D）
  　　　　　0.8（1.0×＋3.00D）＝初診時処方眼鏡

6カ月後の所見:
　　RV = 1.0(1.0×＋2.25D)
　　　　　1.0(0.7×＋2.75D)＝初診時処方眼鏡
　　LV = 1.0(1.0×＋2.50D)
　　　　　1.0(0.6×＋3.00D)＝初診時処方眼鏡

　この時点が最も重要なポイントである。遠視眼鏡をはめることにより調節機能が正常化し始め，裸眼視力が初診時処方眼鏡での遠方矯正視力を上回ってきており，子どもが眼鏡をはずしたほうがよく見えることに気づいて眼鏡をはずすことを覚えるからである。下手すると眼鏡はもう要らないと保護者ともども早合点して思い込んでしまい，その後の再診時には眼鏡をはめずに受診してくることもある。実際にはまだまだ眼鏡が必要だが，度数が0.50Dずつ軽くなっているのである。良好な近見視力が得られることを確認したあと，即刻度数を軽減したレンズに両眼とも交換処方した。

▶ **解説**：弱視のないシンプルな遠視例では，決して完全矯正しないことである。弱視眼と違って調節力が育っているからである。裸眼視力を下回る度数の眼鏡は子どもは必ずはずすようになる。コツは，裸眼視力を下回らない度数を，近見視力をにらみながら決定することである。大体6〜12カ月ごとに度数を軽くした処方を行うが，1年たつと成長によってフレーム全体のサイズが顔に対して小さくなり，フレーム自体を大きなサイズのものに変えていかねばならないから，そのタイミングをにらんでのレンズ度数変更をプランしていく必要がある。

4) 強度近視性弱視の症例

症例：3歳8カ月女児

▶ **主訴**：最近よく目を細めて見るようになった。テレビは顔をひっつけるようにして見るし，知ってる顔の人間も近くに来ないとわからないようだ。

▶ **現病歴**：1年くらい前から，テレビを顔をひっつけるようにして見るようになった。絵本も顔をひっつけて見る癖がある。どうもよく見えていないようだ。3歳半視力健診は，父親の病気入院などで忙しく，受けていない。

▶ **家族歴**：両親とも最強度近視で，幼い頃から部厚いレンズの眼鏡をかけている。現在，父親はハードコンタクトレンズ，母親はソフトコンタクトレンズを使っている。

▶ **現症**：初診時のレチノスコピーで右眼 S－16.0D・左眼 S－17.5Dを検出。斜視はない。
　　RV = 0.008(0.2×－8.00D)
　　　　　　(0.3×－10.00D)これ以上度数を上げても視力は上昇しない。
　　LV = 0.01(0.2×－8.50D)
　　　　　　(0.3×－9.50D)これ以上度数を上げても視力は上昇しない。
　シクロペントラート塩酸塩調節麻痺下のレチノスコピー所見;
　　右眼) S－15.00D
　　左眼) S－16.25D

眼位，眼球運動，前眼部，中間透光体，眼底に異常を認めない．
- **保護者への説明**：両眼にものすごく強い近視がある．早く眼鏡をかけないと中くらいの距離から遠くにあるものはピンボケで見えない．ただし，ご両親と同じように，あまりにも度数が強いので，眼鏡では視力は完全には得られない．中学生になったらハードコンタクトレンズにする予定でいたほうがよい．
- **診断**：最強度近視（両）

再診時のレチノスコピーで右眼 S − 15.5 D・左眼 S − 16.5 D を検出．

レンズ交換法（Donders 法）の結果
　　　RV = 0.01（0.3 × − 8.00 D）
　　　　　　（0.4 × − 10.00 D）これ以上度数を上げても視力は上昇しない．
　　　LV = 0.01（0.3 × − 8.00 D）
　　　　　　（0.4 × − 9.50 D）これ以上度数を上げても視力は上昇しない．
- **眼鏡処方**：右眼）S − 10.00 D・左眼）S − 9.50 D を試しにかけてもらったが，すぐに嫌がって検眼枠ごとはずしてしまった．そこで両眼とも S − 8.00 D のレンズの20分間トライアル装用を行ったところ，よく見えると上機嫌であったので，これを処方した．
- **解説**：最強度近視では，レンズによる像の縮小効果が激しく，最良視力が得られる度数で処方できない．大体他覚値の1/2か1/3の度数しかかけられない．度数は将来のハードコンタクトレンズ装用時に上げることを予定しておく．また，強度以上の度の強い近視例では眼底の障害も強く，矯正視力がハードコンタクトレンズでも（1.0）が得られないことが多い．

おわりに

幼小児の眼鏡においては，度数決定やフレーム・レンズなど成人とは違って独特の基礎知識が必要である．本稿をその参考資料として手もとに置いていただければ，不安なく子どもの日常臨床に接していただけることを期待してやまない．

（内海　隆）

■ 文　献 ■

1) 所　敬：屈折異常とその矯正（改訂第4版）．71-77，金原出版，東京，2004．
2) 内海　隆：レチノスコピーの基本と応用．眼科の診断と治療シリーズ（日本眼科学会・日本眼科医会　監修）．万有ビデオライブラリー，2008．
3) 野邊由美子，中村桂子，菅澤　淳，他：1％サイクロジール点眼による調節麻痺作用の再検討―アコモドグラムを用いて―．神経眼科 6：217-221，1989．
4) 濱村美恵子，野邊由美子，澤ふみ子，他：小児に対するアトロピンの調節麻痺作用の検討―調節の準静的特性から（第2報）―．眼紀 40：1546-1550，1989．
5) 内海　隆：小児屈折異常の取り扱い．眼臨医 88：207-213，1994．
6) 濱村美恵子，野邊由美子，澤ふみ子，他：新しい小児のメタルフレームの検討．眼臨医 85：1636-1641，1991．

I. 眼鏡処方の臨床

3 小学生，中学生，高校生の眼鏡処方

1 学齢期における屈折の変化と視覚の特性

　年齢による屈折度分布では，乳幼児期にはそのピークは軽い遠視であるが，成長とともに徐々に正視に近づき，小学生で正視に集中し，小学校高学年から中学生，高校生になると近視にもう一つの山をつくるようになる[1]。このように学齢期は成長に伴い眼軸が延長し，水晶体屈折力は減少して，そのバランスにより屈折状態は変化する。また調節力は成人に比し大きく，これも年齢とともに変化して，屈折矯正や眼位にさまざまな影響を与える。このような変化に対応して，学習や日常生活に支障のない視的環境を整えることが，学齢期における眼鏡処方の重要な目的である。

　また視覚発達の感受性期は1歳6カ月頃にそのピークがあり，その後低下して8～10歳で終わるといわれている。したがって小学校入学時には，ほぼ視覚が完成していることが多いが，3歳児健診や就学時検診などをすり抜けて，小学校の視力検査で初めて弱視が発見される場合もある。しかし感受性期間には個人差もあるので，発見が遅れた例でも早急にできる限りの弱視治療を行う。

2 眼鏡処方のポイントと注意点

1）近視，乱視の矯正

　近視に対する眼鏡処方の目的は，焦点が合わず不自由な遠方視を改善することである。したがって，近視があっても裸眼での両眼視力が比較的良好で，日常生活に支障がなければ，眼鏡処方を急ぐ必要はない。

　眼鏡度の決定に際しては，過矯正眼鏡にならないよう，適宜調節麻痺薬を使用したり雲霧法を行って調節の介入を除去する。

　近視に加え，他覚的検査で1～2D以上の乱視がある場合には，遠見視力のみならず，近見視力や立体視への影響も懸念され，原則として矯正することが望ましい。小学生では感覚的な順応力が強いため，乱視の矯正により装用感に大きな問題が生じることは少ない。しかし中学生から高校生と年齢が進むにつれ，乱視矯正には，大人と同様に視野の歪みや立体感覚の異常等に対する配慮が必要であり，十分な試し装用を行って確認する。

2）遠視の矯正

　幼小児期には調節力が大きいため，生来遠視があっても裸眼視力が良好で気づかれず，入学後，学校の検査で始めて視力低下を指摘されることがある。弱視がなく，裸眼視力が遠見，近見ともに学校生活に支障がない程度であれば，必ずしも眼鏡を処方せず経過を観察してもよい。しかし，遠視が未矯正であると，常に調節努力を強いるため，頭痛や眼精疲労，近業が続けられないなどの症状が現れることがある。このような場合にはたとえ裸眼視力が良好でも，遠視矯正の眼鏡を処方する。

　眼鏡度数の決定には，できれば調節麻痺薬を使用して屈折検査を行い，この値を参考にしながら，点眼薬の影響がなくなった時点で日を改めて視力検査を行う。最高視力の出る最強の遠視度で眼鏡を処方する。

3）弱視のある症例

　就学後にみつかった弱視例でも，治療の原則は幼小児の場合と同様で，必ず調節麻痺薬を使用し

て屈折検査を行い，完全屈折矯正眼鏡を処方することが望ましい。しかし学齢期以上では，完全屈折矯正眼鏡を装用すると，視力が低下し，見えにくいことを理由に眼鏡をかけることができない場合がある。このような際には，視力が下がらず，患児が装用できる程度の低矯正として眼鏡度を選択せざるを得ない。

4) 斜視のある症例

調節性内斜視では，完全屈折矯正眼鏡（高 AC/A 比型調節性内斜視では二重焦点眼鏡）を常用することが原則である。しかし幼児期からの治療例も，学齢期に入ると成長に伴って遠視が減少したり，AC/A 比が低下してくる場合がある。視力の良否のみならず，遠，近の眼位や両眼視機能にも注意を払い，必要があれば調節麻痺薬を使用して屈折度を確認して眼鏡度を変更していく。

間歇性外斜視の場合には，屈折が遠視であれば，調節性輻湊が誘発されやすいように，視力が下がらない程度に低矯正とするほうが斜位を保ちやすい。

一方，間歇性外斜視に近視を伴う場合には，融像性輻湊や調節性輻湊を惹起しやすくするために積極的に矯正したほうがよい。ただし，青年期は斜位近視の発症しやすい年齢でもある[2]。マイナスレンズの度を上げれば良好な視力が得られるからといって，過矯正眼鏡を処方しないように注意しなければならない。斜位近視に対する治療は手術である。

小学生，中学生，高校生に対する実際の眼鏡処方例

1) 初めて眼鏡を装用する近視性乱視の症例

症例：6歳男児

- ▶ **主訴**：両眼の視力低下
- ▶ **現病歴**：学校の視力検査で両眼ともC*群（0.3〜0.6）であった。本人は日常生活で不自由を感じていないが，母はテレビを見るときなどに目を細めてみている様子が気になっていた。近医を受診し，近視性乱視と診断され眼鏡を処方されたが，装用すると「くらくらする感じ」や頭痛があり使用できない。眼鏡があっていないのではないかと思って来院した。

  所持眼鏡：右眼）S－2.00D　　左眼）S－1.25D
  所持眼鏡視力：遠方）右眼：1.2，左眼：1.2　　近方）右眼：1.0，左眼：1.0

- ▶ **現症**：
  オートレフラクトメータによる他覚的屈折値：
  　　右眼）S－1.75D：C－1.00DAx180°　　左眼）S－1.25D：C－0.25DAx180°
  　自覚的屈折検査：RV = 0.2 (1.2 × －1.50D ◯ cyl －1.00D180°)
  　　　　　　　　　LV = 0.5 (1.2 × －1.00D)
  裸眼両眼視力：0.6
  　眼位，眼球運動，前眼部，中間透光体，眼底に異常を認めない。

- ▶ **患者，家族への説明**：処方された眼鏡でよく見えているのですが，初めて眼鏡を装用するので少しきつく感じるのかもしれません。度を変えて試してみてかけられそうな度を決めましょう。

---

*日本眼科医会の推奨する4段階方式である（裸眼視力1.0以上［A群］，0.9〜0.7［B群］，0.6〜0.3［C群］，0.3未満［D群］）。

▶ **自覚症状の確認**：初診時，学校生活で不自由なく見えているといっていたが，受診時に屈折矯正下での見え方と，裸眼での見え方を比較してみると本人もその違いを実感し，納得して眼鏡処方を希望した。

▶ **眼鏡処方の手順**：

雲霧法：両眼それぞれの他覚的屈折値よりも3.00D程度遠視よりの度として
　　　右眼S＋1.50D，左眼S＋2.00Dを20分装用させ，一生懸命見ようとせずにぼうっとしているように指示した。

自覚的屈折検査の確認：
　雲霧の状態から，片眼ずつ徐々にレンズのプラス度を下げ，その後マイナスレンズの度を上げてゆき，レンズ交換法による自覚的屈折検査を施行した。
　右眼）RV ＝（0.1×＋1.50D）
　　　　　（0.2×＋0.50D）
　　　　　（0.4×－0.50D）
　　　　　（0.5×－0.75D）
　ここで他覚的屈折値に基づいて－0.50D～－1.00Dの円柱レンズを追加し，乱視表の放射状パターンの見え方について確認したが，明確な答えは得られなかった。そこでcyl－1.00DAx180°を追加し，さらに球面度を上げていった。
　　　　RV ＝（0.7×－1.00D ◯ cyl－1.00D180°）
　　　　　　（0.9×－1.25D ◯ cyl－1.00D180°）
　左眼）LV ＝（0.1×＋2.00D）
　　　　　（0.4×＋1.00D）
　　　　　（0.7×－0.50D）
　　　　　（1.0×－0.75D）

試し装用：
　以上の結果をもとに右眼S－1.25D：C－1.00DAx180°，左眼S－0.75Dで試し装用を行ったが，10分ほどで目が痛い，疲れると訴えた。
　そこで右眼）S－1.00D：C－1.00DAx180°　左眼）S－0.50Dとし，再度試し装用したところ，特につらい症状はなく，廊下のポスターの文字もよく見えるとのことであった。

処方眼鏡：右眼）S－1.00D：C－1.00DAx180°　左眼）S－0.50D　　両眼視力（0.8）

処方後の患者，家族のコメント：眼鏡は学校で授業中に使用している。後ろの席からでも黒板の文字がよく見えるし，教壇の先生の表情がわかるようになった。

▶ **解説**：近視で初めて眼鏡を処方する際には，教室の環境や学年による板書の大きさなどを考えて，支障のない程度の低矯正眼鏡から開始し，必要なときに装用すればよい。しかし，最良の視力が出る矯正眼鏡を試し，本人が快適に装用できるのであれば，あえて低矯正にすることもない。ただし過矯正眼鏡は避けなければならないので，調節の介入を防ぐために十分な雲霧を行い，必要によっては調節麻痺薬を使用した検査で屈折度を確認する。近視の場合，学齢期の調節麻痺に汎用される1％シクロペントラート塩酸塩よりも雲霧法のほうが調節緩解作用は強力であるとも報告されている[3]。

　乱視がある場合には，原則として矯正することが望ましい。放射状パターンによる自覚的屈

折検査を行う際には，0.50～1.00Dの雲霧が残った状態で検査をするとわかりやすいが，小学校低学年ではまだ明確な答えを得られないことも多い。このような場合は他覚的屈折値をもとに乱視を矯正し，そこから徐々に球面度を上げて，良好な視力の得られる度を求める。

徐々に視力が低下した場合や比較的学齢の低いものでは，本人が見えにくさに気づいておらず，眼科を受診した際に適切な矯正眼鏡をかけてはじめて，正常な見え方との違いを実感することも多い。本人の「不自由がない」「見えている」という言葉のみから判断せずに，折に触れてよく見える状態を体感させることも必要である。

2）近視性不同視の症例

症例：11歳女児

▶ **主訴**：両眼の視力低下
▶ **現病歴**：学校の視力検査で右眼D群（0.2以下），左眼B群（0.7～0.9）であり，眼科を受診するよう指導を受けた。自覚的にも右眼が見えにくいことは感じているが，日常生活に不自由はない。昨年の視力検査は右眼C群，左眼A群で，眼科を受診したが，眼鏡矯正はできないといわれた。

クラブ活動でソフトボールクラブに入ったが，まだ上手にボールをキャッチできない。薄暗くなってくると，遠くのボールが見にくい。

▶ **現症**：オートレフラクトメータによる他覚的屈折値　右眼 S－4.25D　　左眼 S－1.00D
自覚的屈折検査：RV＝0.1（1.2×－4.00D），LV＝0.9（1.2×－0.50D）
裸眼両眼視力：1.0
両眼視機能：チトマスステレオテスト（TST）　Fly＋，circle 4/9, animal 2/3
眼位，眼球運動，前眼部，中間透光体，眼底に異常所見を認めない。

患者，家族への説明：両眼とも近視ですが，左右の度に差があります。右眼は眼前25cm程度に焦点が合い，そこから近方はよく見えますが遠方は焦点が合わず5mでは0.1しか見えません。左眼は近視が軽いので，5mでも0.9見えています。ですから両眼で見ていれば，授業中板書が見えずに困るようなことはないと思われますが，片眼の視力が極端に低いと，良好な立体感や遠近感が得られにくくなります。これがソフトボールのやりやすさにも影響を与えているかもしれません。眼鏡を試してみましょう。

眼鏡処方の手順：

試し装用：
右眼）S－3.50D　左眼）S－0.25Dの眼鏡をかけると「はっきり見えて，裸眼よりいい」と感じた。しかし，装用を継続するうちに疲れや軽い頭痛を訴えたため，右眼の球面度を徐々に下げ，違和感なく装用できる度を求めた。

右眼）S－3.00D，左眼）S－0.25Dで，視力はRV＝（0.6×－3.00D）　LV＝（1.0×－0.25D）となり，これで試し装用を行った。キャッチボールをしてみたところ，よく見えてやりやすい感じがするということであった。

不等像検査：
　試し装用の眼鏡で粟屋式アニセイコニアテストを行ったところ，不等像は2%であった。
処方眼鏡：
　右眼）S-3.00D　　左眼）S-0.25D
処方後のコメント：
　眼鏡は授業中やクラブ活動の際に使用している。キャッチボールも上達し，現在のところ眼鏡を使用してソフトボールをすることに支障はない。

▶ **解説**：一般に，眼鏡として装用することのできる不等像視は5%（不同視差2～2.5D程度）以内であり，これを超えると頭痛や眼精疲労などのさまざまな問題が生じる可能性があるといわれている[4]。しかし不等像視の程度は不同視が屈折性か軸性かにより異なる。また許容限度にも個人差があり，小児では成人より適応能力が高いため，屈折度の左右差が大きくても，眼鏡装用が可能な場合が少なくない。

　不同視があっても，屈折異常の弱いほうの目の裸眼視力が良好で，両眼で見ていれば全く支障がない場合には，必ずしも眼鏡を必要としない。しかし，片眼の視力が極端に不良であると，両眼視機能は低下するといわれている。

　「片眼の視力がよいので眼鏡はかけなくてよい」「不同視なので眼鏡はかけられない」と決めつけず，矯正眼鏡を試し装用し，不等像検査を行ったうえで，自覚症状を参考にして処方の要否を決めるのがよい。

　本例も，今後成長とともに不同視差の増加や，それに伴う不等像視の許容範囲に変化が生じる可能性がある。また，運動の激しさで眼鏡装用が困難になるかもしれない。そのような際には，自己管理できる年齢になったところで，コンタクトレンズ矯正への変更が必要になる。

3）潜伏遠視の顕性化による裸眼視力低下の症例

症例：9歳女児

▶ **主訴**：両眼の視力低下
▶ **現病歴**：学校の視力検査で両眼ともB群（0.7～0.9）であった。昨年の視力検査では両眼ともA群（1.0以上）で，現在も自覚的に不自由は感じていないが，ときどき頭痛があり保健室で休むことがある。また飽きやすく，長時間の読書ができない。学校から眼科受診を勧められ受診した。
▶ **現症**：
オートレフラクトメータによる他覚的屈折値
　右眼）S-0.50D～+0.50D で変動，C-1.00D Ax180°
　左眼）S+0.25D：C-0.75D Ax180°
自覚的屈折検査：RV = 0.8（1.5 × +0.75D ◯ cyl -0.75D 180°）
　　　　　　　　LV = 0.9（1.5 × +0.75D ◯ cyl -0.50D 180°）
近見視力：RV = 0.5（1.0 × +1.25D ◯ cyl -0.75D 180°）
　　　　　LV = 0.5（1.0 × +1.00D ◯ cyl -0.50D 180°）

1%シクロペントラート塩酸塩による調節麻痺下他覚的屈折検査
右眼）S＋1.75D：C－1.00DAx180°　　左眼）S＋1.75D：C－0.75DAx180°
眼位，眼球運動，前眼部，中間透光体，眼底に異常を認めない。

▶ **患者・家族への説明**：両眼に遠視と乱視があります。昨年までは，この焦点のずれに対して裸眼でも十分ピント合わせ（調節）ができていたので，視力検査では1.0以上見えていたのだと思います。しかし，調節する力は，成長とともに少しずつ弱くなるため，本日は調節しきれず遠方の裸眼視力が少し低下しています。近方では両眼とも0.5とさらに視力が不良です。また，見え方に支障が無くても，常に屈折異常のない人より余計に調節の努力をしていなければならないことが頭痛の原因になっている可能性もあります。眼鏡をかければ読書ももっと楽になり，頭痛もなくなるかもしれません。眼鏡を試してみましょう。

眼鏡処方の手順：
再来時視力検査：
日を改め，調節麻痺効果の切れたところで再度自覚的屈折検査を行った。
調節麻痺下の屈折値から開始し，徐々にプラスレンズの度を落としていき，良好な近見視力の得られる度を求めた結果，
RV＝(1.0×＋1.25D ○cyl－0.75D180°)　LV＝(1.0×＋1.25D ○cyl－0.50D180°)であった。

試し装用：
右眼）S＋1.25D：C－0.75DAx180°　　左眼）S＋1.25D：C－0.50DAx180°
で試し装用を行ったが，遠見時「くらくらする感じ」を訴えた。
そこで両眼ともにさらに0.25D遠視度を下げ
右眼）S＋1.00D：C－0.75DAx180°　　左眼）S＋1.00D：C－0.50DAx180°
で15分試し装用を行った。

処方眼鏡：
試し装用15分後の視力は，
遠方）RV＝(1.2×＋1.00D ○cyl－0.75D180°)
　　　LV＝(1.2×＋1.00D ○cyl－0.50D180°)，
近方）RV＝(1.0×＋1.00D ○cyl－0.75D180°)
　　　LV＝(1.0×＋1.00D ○cyl－0.50D180°)
で，自覚的にも装用時の違和感がなく，この度で眼鏡を処方した。日常生活では原則として眼鏡の常用を勧めた。

▶ **解説**：潜伏遠視が，年齢とともに顕性化してきた症例である。遠見の裸眼視力は学校生活に支障のない程度であるが，近見裸眼視力が不良で，遠見時より強い遠視の矯正を必要としている。遠視があっても弱視がなければ，必ずしも全例に調節麻痺下の屈折検査は必要ないが，自覚的屈折検査値が遠見と近見で異なっていたり，変動が大きい場合には調節の介入が予想され，一度は施行して正確な遠視度を確認しておくべきと考える。

使用する調節麻痺薬としては，学業や日常生活への影響を考えると，1%シクロペントラート塩酸塩が使いやすい。それでも調節麻痺効果の回復には1日かかるので，休前日などを利用して検査する。そして眼鏡処方は調節麻痺薬の効果がなくなったところで，日を改めて行う。調節麻痺下の屈折値をもとに，自覚的な見やすさを重視して度を決定する。

4) 発見が遅れた遠視性不同視弱視の症例

症例：7歳女児

▶ **主訴**：左眼視力低下
▶ **現病歴**：学校の視力検査で右眼A群（1.0以上），左眼D群（0.3未満）であったが，これまでの検診では特に異常を指摘されたことはなかった。家人から見ても，日常生活で特に見えにくそうな様子はない。
▶ **現症**：
オートレフラクトメータによる他覚的屈折値
　　右眼）S＋0.25 D　　左眼）S＋3.75 D
自覚的屈折検査　RV＝1.2（1.2×＋0.25 D）　　LV＝0.1（0.2×＋4.00 D）
　　眼位，眼球運動，前眼部，中間透光体，眼底に異常を認めない。
▶ **本人への問診**：家人とは別室での問診で，「これまでの検診時の視力検査で，左眼が右眼よりいつも見えにくいことは感じており，何とか見えるように頑張って見ていた」とのことであった。
▶ **患者，保護者への説明**：両眼に遠視がありますが，特に左眼でその程度が強く，これは生来のものと考えます。遠視があっても，焦点のずれに対して十分に調節ができれば見たいものがはっきり見えますが，この調節は両眼同じ程度にしか働きません。両眼で見ているときには，遠視の軽い右眼にピントがあったところで「見えた」と感じますが，そのとき左眼にはまだピントが合っていません。したがって左眼は生来ピンボケの像しか見てこなかったために，視力が十分に発達できなかったと思われます。これまでの検診で本人も見えにくさは気づいていたようですが，何とか見えるようにと頑張っているうちに隙間から右眼で見えてしまったのかもしれません。小児の視力の発達には，年齢的な限界があるとはいわれていますが，まだ治療による視力向上の可能性はあります。眼鏡でピントを合わせ，さらに訓練を加えて，できる限り頑張ってみましょう。

眼鏡処方の手順：

1％アトロピン硫酸塩点眼調節麻痺下屈折検査：
　　右眼）S＋1.50 D　　左眼）S＋5.00 D
眼鏡合わせ：
　　1％アトロピン硫酸塩点眼による調節麻痺作用のなくなった2週間後に再来。調節麻痺下の屈折値で完全屈折矯正した眼鏡を装用すると，「これでは見えにくくかけていられない」とのことであった。そこで，片眼ずつ徐々にプラスレンズの度を落とし視力を測定した。
　　右眼は，遠見で最高の視力の出る最強の遠視度を求め，これをもとに近見視力が低下しない屈折度を眼鏡度とした。左眼は，決定した右の眼鏡度と調節麻痺下屈折値との差の分を同等に調節麻痺下屈折値から差し引き，これで視力が低下しないことを確認し，眼鏡の度とした。
遠見視力：
　　RV＝（0.6×＋1.50 D）（0.8×＋1.00 D）（1.0×＋0.75 D）（1.2×＋0.50 D）
　　LV＝（0.2×＋5.00 D）（0.2×＋4.25 D）（0.2×＋4.00 D）（0.1×＋3.75 D）
近見視力：
　　RV＝（1.0×＋0.75 D）（0.9×＋0.50 D）

LV = (0.2 × +4.25 D)
試し装用ならびに眼鏡処方：右眼）S+0.75 D　左眼）S+4.25 D
▶ **解説**：左眼の遠視性不同視弱視であるが，3歳児眼科健診や就学時健診をすり抜けてしまった例である．近年3歳児健診の体制が整備され，このような症例は以前より減っているものの，皆無にはできない現状がある．本人への問診で以前からの視力不良が確認できれば，不同視弱視の疑いが強いが，器質的異常による後天性の視力障害を合併している可能性もあるため，眼科一般検査に加え，必要であればMRIなどの画像検査も行って器質的疾患を否定する必要がある．

弱視があれば，1%シクロペントラート塩酸塩やアトロピン硫酸塩点眼を用いた調節麻痺下の他覚的屈折検査は必須である．しかし，調節麻痺薬の影響がなくなった状態で検査すると，完全屈折矯正では視力が出ず，学齢期の日常生活において支障があると思われた．そこで健眼で最高視力の出る最強の遠視度を求め，この値をもとに，弱視眼も完全屈折矯正から健眼と同程度に低矯正とし，これで視力が低下しないことを確認して眼鏡を処方した．

年齢的には視覚発達の感受性が低いことが予想されるので，眼鏡装用に加え強力な健眼遮閉や場合によりペナリゼーション^{注)}などの弱視訓練もしっかり指導する必要がある．

5) 近視を伴った間歇性外斜視の症例

症例：15歳男子，中学3年生

▶ **主訴**：視力低下と眼精疲労
▶ **現病歴**：学校の視力検査で両眼ともB群（0.9～0.7）であった．昨年の検診では右眼A群（1.0以上）左眼Bで，眼科を受診し近視と診断されたが，授業に不自由がないためそのまま経過観察となった．また幼小児期より間歇性外斜視を指摘され，眼科で経過観察を受けていたが，整容的問題のみで機能的には異常がないといわれていたので，中学入学後は受診していない．授業中の見え方には困らないが，最近目が疲れる．友人に「何処を見ているのかわからない」と指摘されることがある．
▶ **現症**：
自覚的屈折検査：RV = 0.8 (1.5 × −0.50 D)　　LV = 0.7 (1.2 × −0.75 D)
裸眼両眼視力：0.9
眼位：間歇性外斜視
　　近見時は斜位を保っているが，遠見では容易に外斜視となり，最大斜視角は25プリズムである．
両眼視機能：TST, Fly +, animal 3/3, circle 9/9
　　前眼部，中間透光体，眼底に異常を認めない．
▶ **患者への説明**：視力低下の原因は近視です．そのため遠方の像がピンボケで視線のずれを感じにくく，目の位置を真っすぐに寄せようと努力しなくなり，外斜視が目立ってきています．これは目の疲れの原因にもなります．近視を矯正する眼鏡をかけて遠方の見え方をよくすることで，眼位のずれも疲れも改善する可能性があります．試してみましょう．

注）眼鏡度の調整と調節麻痺薬の併用により健眼に不完全遮蔽のペナルティーを与え，弱視眼は明視しやすい条件にして視力の向上をはかる方法

眼鏡処方の手順：

試し装用：右眼）S－0.50D　左眼）S－0.75Dの眼鏡による，遠見両眼視力は(1.2)であり，装用時の不快感はなかった。近見の見えにくさもなかった。

眼位の確認：

試しの眼鏡で，両眼開放では遠見時に外斜視はみられず，カバーアンカバーテストでも，遮閉を解除した直後に斜位に持ち込むことが可能であった。

▶ **解説**：間歇性外斜視のある症例が成長とともに近視になってくると，遠見での良好な眼位を保てず，外斜視が目立ってきたり，眼精疲労を訴える場合がある。これは遠方の像がぼけているために眼位ずれを認識できず，融像性輻湊が起きにくいことや，自分の遠点が，見ようとするものより近方にあるため調節ができず，調節性輻湊も惹起されにくいことによると考えられている[5]。したがって間歇性外斜視があれば，特に高学齢になるほど，近視が軽度で学業には支障がない程度の視力でも積極的に眼鏡を装用したほうがよいことが多い。

（橋本禎子）

文献

1) 大塚　任：眼屈折度数分布．大塚任，鹿野信一編，臨床眼科全書2.1，眼機能Ⅱ，金原出版，東京，116-128，1970.
2) 藤木かおり，阿曽沼早苗，小嶋由香，他：間歇性外斜視に見られる斜位近視と年齢についての検討．眼臨，101：80-84，2007.
3) 内海　隆：雲霧法．眼科診療プラクティス57 視力の正しい測り方，文光堂，30-31，2000.
4) 所　　敬：屈折異常とその矯正 改訂第2版．173-177，金原出版，東京，1992.
5) 佐藤美保：調節を配慮した眼鏡処方―斜視の眼鏡処方―．視覚の科学，23：2-6，2002.

4 成人の眼鏡処方

I. 眼鏡処方の臨床

1 成人の眼鏡処方上の一般的注意

1) 成人期における屈折−調節−眼位（輻湊）の一般的特徴：安定から減弱へ

（1）屈折度数および屈折−調節−眼位の相対的な関係は20〜40歳では比較的安定している。

　調節が関与する年齢であり，この時期に近視化している場合まず調節緊張を疑う。調節緊張か否かは以下に述べる正確な屈折度および調節ラグおよび調節の融通性の検査を行えば診断できる。調節緊張が認められた場合は，眼鏡度数を適正なものにし調節麻痺薬を処方するとともに，可能な限り視作業の負担軽減も指導する。視力良好な場合には，今まで眼科を受診したことがなく遠視が見逃されている場合がある。遠視の未矯正や近視の過矯正では，眼位が内斜位となっている場合がある。軽度の過矯正で無症状であったものが，体調により眼精疲労につながることがある。

　逆にこの時期に内斜位が見られたら，遠視の未矯正や近視の過矯正になっていないか雲霧法を用いて正確な屈折度を測定することが肝要である。

　実際+1.25Dの遠視を見逃したために，近見視に疲れるという主訴に対し，遠見度数＝0で加入度1.50D累進屈折力レンズに基底外方のプリズムを入れた眼鏡を処方している例があった。処方された患者は，気持ち悪くてどうしても眼鏡装用ができないと筆者の眼科を受診したが，単純な遠視眼鏡処方で内斜位は消失し近見視もある程度改善した。

　この時期に調節力が減弱している場合は，全身状態や疾患にも留意する必要がある。例えばアレルギー性鼻炎に対して抗アレルギー薬を内服していると，抗アレルギー薬がもつ抗コリン作用のために調節力が減退しているときがある。調節力の減弱している場合にはプラスレンズ処方が有効である。

　この際，偽輻湊不全（調節機能の減弱に伴って輻湊機能も減弱し輻湊不全の状態となるもの）にも留意する。近見時の外斜位量を補う相対輻湊力が不足している場合には，一時的なプリズム処方も必要となる。

　強度近視が進行している場合は病的近視も疑いフォローする。

（2）40歳以上では近視は弱く，正視は遠視化，遠視は強くなる傾向がある。また調節力の減弱とともに潜在している屈折―調節―眼位間のバランスの崩れが顕在化してくる。

　この年代で近視化すれば，白内障や糖尿病などの疾患を疑う必要がある。

　遠視化する場合でも進行が短期間であれば，中心性漿液性脈絡網膜症や眼腫瘍を考える必要がある。屈折度数の遠視化に伴い，数年前に作成した眼鏡度数が変化している場合が多い。良好な遠見視力であっても，近視の過矯正の状態になっている場合がある。

　調節力が減弱してくる時期であるが，少なくなった調節力を無理に使用するため調節緊張状態となっている場合があることに注意が必要である。

　調節緊張状態の場合，単なる近用眼鏡処方では問題が解決しないことが多い。

　年齢的に適切と思われる加入度数では，日常視の状態で加入過多になり近見が見づらいのである。視距離にあわせた加入度を測定して眼鏡度数を決定する。必要に応じて調節麻痺薬を処方する場合もある。

また調節性輻湊で近見の外斜位を補っていた場合，適切と思われる加入度数では，虚性相対調節（34頁参照）が小さい場合，調節性輻湊で補っていた斜位がプラスレンズ付加で顕在化し増加した斜位量を補えず違和感を訴える場合がある。

輻湊不全への基本的な対処は輻湊トレーニングである。輻湊トレーニングの実施が難しい場合プリズム処方を行う。プリズム処方に際して装用テストの段階で違和感を強く訴える場合は一般に処方に耐えない場合が多く，はじめからプリズム処方を行うことは避けたほうがよい。プリズム処方にあたっては斜位量とそれを補う融像力（相対輻湊）を勘案して処方量を決定する。

単眼視力は比較的良好であるが，両眼視力が近視側に移行する場合は，眼位が大きい外斜位であれば斜位近視を疑う。屈折値が変化しない場合上下斜位を疑う。上下のずれは小さいことが多いので予備検査で明らかでない場合も再度丁寧に検査することが大切である。少量の上下プリズム処方により両眼視状態での見え方が改善することも多い。

(3) 眼疾患により矯正視力が不良になる時期でもある。

視力低下が，白内障や黄斑変性などの眼疾患と関係していないか十分注意する必要がある。完全屈折矯正視力の確認が大切である。

さらに眼鏡処方を希望して来院した患者で，矯正視力が良好であっても緑内障や周辺部の網膜裂孔などについて留意することはいうまでもない。

2) 調節・輻湊機能障害の分類

(1) 調節障害のタイプ

調節不全：ピント合わせの力がない。
調節衰弱：ピント合わせの力が続かない。
調節反応不良：ピント合わせで遠近が切り替わらない。
調節緊張：ピント合わせに力み過ぎ。

(2) 輻湊機能障害のタイプ

Duane-Tait-Wick[1]による輻湊異常の分類（AC/Aによる分類）

調節との関連が弱いもの（低 AC/A）
　視線が寄りにくい，開きにくい：輻湊不全，開散不全
調節との関連が強いもの（高 AC/A）
　視線が寄り過ぎ，開き過ぎ：輻湊過多，開散過多，偽輻湊不全
調節との関連が平均的（標準的 AC/A）
　視線が内寄せぎみ，開きぎみ：融像性輻湊機能不全，基本型内斜位，外斜位

3) 評価項目の補足

a-1．調節力：完全矯正レンズ装用下での調節近点を測定する。

年齢と調節力の関係を表す式（by Hofstetter[2]）
①平均（18.5-0.3×年齢）D，②最大（25-0.4×年齢）D，③最小（15-年齢/4）Dの最小より調節力が少なければ，調節不全や遠視の潜伏を考える。

a-2．輻湊力：裸眼および完全矯正レンズ装用下での輻湊近点を測定する。

鼻根部より8cm以内で正常

b-1．調節効率：±2.00D，±1.50D，±1.00Dなどのフリッパーレンズを用いて，プラスレンズとマイナスレンズを交互に置きそのときの近見視力表の明視の様子を観察する。40歳過ぎになるとピント切り替えは難しくなるが，単純な老視の場合マイナスレンズが眼前にあるときピント合わせが難しく，プラスレンズが眼前にあるときピントは合わせやすい。プラスレンズが眼前にあるときピントが合いにくい場合，調節緊張が疑われる。プラス，マイナスともピント合わせが困難な場合，調節痙攣か調節反応不良が疑われる。

b-2．輻湊効率：遠見では8Δ基底外方/4Δ基底内方，近見では8Δ基底外方/基底内方フリッパーレンズを用いて近見視力表の単一視の様子を観察する。1分間で5回で反転できれば正常範囲である。基底外方側で両視線が合わせにくければ外斜位が，基底内方側で両視線が合わせにくければ内斜位がやや負担になっていることが

疑われる。

c-1. 調節ラグ：クロス視標による近見加入度測定で0かマイナスの値にある場合，調節緊張が疑われる。＋1.00D以上になる場合調節衰弱や不全が疑われ，加入度の追加が必要となる。完全矯正レンズ装用状態でレチノスコープの開口部の周りに置いた視標を明視してもらいながら反射光の動きを観察する動的検影法Dynamic Retinoscopyで逆行が認められれば調節緊張（痙攣の場合もある）である。

c-2. 斜位：まず遠見，近見のカバーテストで定性的に評価する。上下斜位にも留意する。プリズムカバーテストなどで定量する。遠見では0〜2Δ基底内方，近見では0〜6Δ基底内方が正常範囲である。

d-1. AC/A（調節性輻湊・調節比）

1.00Dの調節量に連動する調節性輻湊量，遠見，近見の斜位量から計算する。遠見眼位と近見眼位から測定するHeterophoria法と調節負荷量を変化させたときの斜位量を測定するGradient法がある。

正常値は4±2Δである。

d-2. 相対調節：輻湊を一定に保ち明視しながら変化させ得る調節である。例えば，近見距離（30cmや40cm）に置いた視標を明視させた状態で両眼にプラスレンズを負荷したとき視標がぼやける手前の度数が虚性相対調節（実性相対輻湊と関連），マイナスレンズを負荷したとき視標がぼやける手前の度数が実性相対調節（虚性相対輻湊と関連）である。正常範囲は±1.75〜2.00Dである。

d-3. 相対輻湊：調節を一定に保ち視標を明視しながら変化させ得る輻湊量である。例えば近見距離（30cmや40cm）に置いた視標を明視させた状態で両眼に基底内方のプリズムを負荷したとき視標がぼやける手前のプリズム度数が虚性相対輻湊（実性相対調節と関連），基底外方のプリズムを負荷したとき視標がぼやける手前のプリズム度数が実性相対輻湊（虚性相対調節と関連）である。

成人に対する実際の眼鏡処方例

1）視機能の変化に留意する3症例

近視の生理的変化や調節機能，輻湊機能の変化に留意する症例として，近視の弱度化の例，遠視に調節緊張が合併している例および老視に輻湊不全が合併した例を挙げ関連事項を解説する。

(1) 加齢による近視の減弱と調節力減弱の症例：メガネで近くが見えにくくなって来院

症例：48歳男性，事務職

▶ 主訴：最近，現眼鏡で近くが見えにくい。飛蚊症も最近増えている。

▶ 現病歴：2年前作成した眼鏡で3カ月くらい前から近くが見づらくなった。

所持眼鏡：
　　右眼）S−4.50D：C−0.75D Ax 80°　加入度＋1.00D（累進屈折力レンズ）
　　左眼）S−4.75D：C−1.00D Ax 90°　加入度＋1.00D

所持眼鏡による視力：遠見視力）右眼1.0　左眼1.0
　　　　　　　　　　近見視力）右眼0.7　左眼0.7

▶ 現症：
初診時他覚屈折値：
　　右眼）S−4.25D：C−0.75D Ax 80°，　左眼）S−4.50D：C−1.00D Ax 90°

初診時自覚矯正値：簡易雲霧法[注]による
　　RV = 0.06（1.2 × − 4.00 D ◯ cyl − 0.50 D 80°）
　　LV = 0.05（1.2 × − 4.25 D ◯ cyl − 0.50 D 90°）　　加入度 + 1.75　距離 40 cm

眼位：第一眼位：正位，カバーテスト：近見外斜位と遠見外斜位

プリズムカバーテスト：6Δ 基底内方近見，4Δ 基底内方遠見

輻湊近点：鼻根部より 8 cm

前眼部，中間透光体，眼圧：異常なし

無散瞳眼底所見：両視神経乳頭陥凹拡大など所見問題なし

雲霧法で再度屈折検査：
　　RV = 0.06（1.2 × − 3.75 D ◯ cyl − 0.50 D 80°）
　　LV = 0.06（1.2 × − 4.00 D ◯ cyl − 0.50 D 90°）　　加入度 + 1.50　距離 40 cm
　　上記近用部度数で近見視力：右眼：1.0，左眼：1.0
　　周辺部眼底所見の確認のためにミドリン P 点眼，散瞳後レフラクトメータも測定
　　ミドリン P 点眼後 60 分オートレフラクトメータ
　　右眼）S − 4.00 D：C − 0.67 D Ax 75°　　左眼）S − 4.25 D：C − 1.12 D Ax 87°（雲霧法とほぼ同じ）

散瞳後眼底所見：周辺部眼底：裂孔，剥離などなし，視神経乳頭に緑内障所見なし

眼鏡処方について：

装用テスト時やや遠見のぼやけを自覚するが，近見での作業が多い仕事であり近見重視の処方を希望したため，雲霧法で求めた自覚完全矯正値での処方とした。

　　右眼）S − 3.75 D：C − 0.50 D Ax 80°
　　左眼）S − 4.00 D：C − 0.50 D Ax 90°　　加入度 + 1.50　PD：32 mm/32 mm

▶ 解説：

本症例では，加齢による近視の減弱と調節力減弱（加入度増加）がみられた。

近視の減弱を正しく評価しない場合，良好な近見視力を得るために大きい加入度が必要になるが，これは光学的収差の増大から歪みや揺れを大きくし装用時の不快感の原因となることがあるので注意が必要である。

注）簡易雲霧法について

最高視力がどのくらいなのか素早く測る目的の検査。

＊オートレフの値に球面を + 2.00（中学生以下は + 3.00）付加した状態から視力表を読ませ，順次マイナスレンズを加えていく。雲霧の過程を記録する（例：+ 3.00，+ 2.00，+ 1.00，+ 0.50 加入時の視力を検査し最高視力を求める）。

＊乱視の軸・度数は基本的にレフの値とするが，レフの値が不正確な場合も多いので旧メガネの度数と見比べて判断する。あまりに視力が出なければクロスシリンダーで確認する。

＊40 歳以上は加入度も測定する（両眼で測定）。

〈例〉右眼検査例　13 歳　男性
　　オートレフ値：右眼）S − 2.50 D：C − 0.75 D Ax 180°
　　RV =（0.15 × レフ値 × S + 3.00）
　　　　（0.3 × レフ値 × S + 2.00）
　　　　（0.6 × レフ値 × S + 1.50）
　　　　（1.2 × レフ値 × S + 1.00）
　　　　（1.2 × レフ値 × S + 0.75）
　　よって，RV =（1.2 × − 1.50 D ◯ cyl − 0.75 D 180°）

ただし従来，過矯正の眼鏡を装用している状態になっているときに，必要以上に度数を落とすと遠見視力不良を自覚し苦情につながる。しっかり調節がコントロールできた状態で屈折度が測定されたと考えられる場合は度数の弱度側への変更は完全矯正値（5m）度数までとしたほうがよい。トラックドライバーなど鮮明な遠見視力を必要とする場合は5mに対する調節量0.20Dを勘案して5m完全矯正値に－0.25D加えた度数とする場合もある。本症例が鮮明な遠見視力を必要とする遠見重視の場合であったなら処方度数は

　　右眼）S－4.00D：C－0.50D Ax 80°
　　左眼）S－4.25D：C－0.50D Ax 90°　加入度＋1.75または＋1.50D

とする。

（2）遠視＋調節緊張の症例：遠くが見えにくくなって来院

症例：37歳女性，主婦

▶ **主訴**：夕方になると遠くが見えにくくなる。
▶ **現病歴**：1カ月前から症状がある。眼の奥や頭が痛くなることもある。
　眼鏡など装用なし。趣味の編み物を来月の市の文化祭に出品すべく，頑張っている。
　初診時他覚的屈折値：
　　右眼）S－0.50D：C－0.50D Ax 80°　左眼）S－0.75D：C－0.50D Ax 90°
　初診時自覚的矯正値：簡易雲霧法による。
　　RV＝0.6（1.2× 0.00D ◯ cyl－0.75D 85°）
　　LV＝0.4（1.2×－0.25D ◯ cyl－0.50D 90°）　加入度－0.25D　距離40cm
　近見視力：右眼）1.0，左眼）1.0
　眼位（裸眼）：第一眼位：正位，カバーテスト：近見内斜位と遠見外斜位
　プリズムカバーテスト：6Δ 基底外方近見，2Δ 基底内方遠見
　輻湊近点：鼻根部より6cm
　前眼部〜眼底：問題なし
　雲霧法で再度屈折検査：
　　RV＝1.0（1.5×＋1.00D ◯ cyl－0.50D 80°）
　　LV＝1.0（1.5×＋0.75D ◯ cyl－0.25D 90°）　加入度＋0.25D
　近見視力：右眼）1.0，左眼）1.0
　上記度数装用下での眼位　第一眼位：正位，カバーテスト：近見外斜位と遠見外斜位
　プリズムカバーテスト：3Δ 基底内方近見，2Δ 基底内方遠見

眼鏡処方について：

　雲霧法で求められた屈折検査度数で装用テスト。
　　右眼）S＋1.00D：C－0.50D Ax 80°
　　左眼）S＋0.75D：C－0.25D Ax 90°　PD：30mm/29mm
　　遠見，近見ともとてもよく見えて楽な感じがするが，遠見は困っていないとのことなので編み物など近見作業時に眼鏡を装用するように説明し，上記で眼鏡処方を決定。

3週間後来院時の視力検査：
　　RV = 1.0(1.5×装用眼鏡)　　LV = 1.0(1.5×装用眼鏡)
　主として近業時に眼鏡を装用している。夕方の遠見視力低下は解消したとのこと。
　再度雲霧法で屈折矯正すると
　　RV = 1.0(1.5×+ 1.25 D ○ cyl − 0.50 D 80°)
　　LV = 1.0(1.5×+ 1.00 D ○ cyl − 0.25 D 90°)となり
　さらに遠視が潜伏しているようである。

▶ **解説**：
40歳が近づくにつれ，正視であった屈折度が遠視側に変化する。本例は減弱しつつある調節力で潜伏している遠視をカバーしようとして調節緊張に至った例である。裸眼での近見カバーテストの内斜位は調節性輻湊によるものであると考えられる。遠視を矯正すると近見眼位が外斜位に変化していることがこれを裏づけている。

　本例では初診時の雲霧法で遠視側に大きく変化したが，調節への負荷が大きく調節痙攣の状態に至っている場合は容易には潜伏している遠視を引き出せないこともある。このような場合は「1.3) 評価項目の補足」に説明した調節機能の評価をする。調節緊張や痙攣が疑われる場合は調節麻痺薬の点眼(点眼液：ミドリンM点眼液　就寝時1回/日など)や調節トレーニングを処方する。

(3) 老視＋輻湊不全の症例：持参の近用眼鏡で近くが見えにくくなって来院

症例：50歳男性，歯科医

▶ **主訴**：現在装用している近用眼鏡で近くが見にくい。
▶ **現病歴**：5年前に作った近用眼鏡で，1年くらい前から近くが見えにくくなった。
　所持眼鏡：
　　右眼) S + 1.25 D：C − 0.50 D Ax 80°
　　左眼) S + 1.50 D：C − 0.50 D Ax 90°　5年前作成
　所持眼鏡近見視力：右眼) 0.6, 左眼) 0.6
　近見瞳孔間距離(近見PD右/左)：30 mm/29 mm
▶ **現症**：
　初診時他覚的屈折値：
　　右眼) S − 0.00 D：C − 0.50 D Ax 85°　左眼) S + 0.25 D：C − 0.75 D Ax 95°
　初診時自覚的矯正値：簡易雲霧法による。
　　RV = 1.2(1.2×+ 0.25 D ○ cyl − 0.50 D 80°)
　　LV = 1.0(1.2×+ 0.50 D ○ cyl − 0.50 D 90°)　加入度＋2.00　距離40 cm
　眼位　第一眼位：正位, カバーテスト：近見外斜位, 遠見ほぼ正位
　プリズムカバーテスト：15Δ基底内方 近見, 2Δ基底内方 遠見
　立体視等両眼視機能は正常，輻湊近点：鼻根部より20 cm
　前眼部, 中間透光体, 眼底所見, 眼圧：著変なし
　雲霧法で再度屈折検査を行い求めた自覚完全矯正度数

RV = 1.2(1.2× + 0.50D ◯ cyl − 0.50D 80°)
LV = 1.0(1.2× + 0.75D ◯ cyl − 0.50D 90°) 　加入度 + 1.75　距離40cm
遠見PD(右/左PD) = 30/31mm　近見視力：右眼：1.0, 左眼：1.0

眼鏡処方の手順：

自覚完全矯正度数と加入度を参考に
　右眼) S + 2.25D：C − 0.50D Ax 80°
　左眼) S + 2.50D：C − 0.50D Ax 90°　NPD(近見PD右/左)：30mm/29mm　距離40cm

装用テスト15分後，近見がやはりよく見えないとの訴えあり。詳しく聞くと単眼では装用レンズでよく見えるが両眼でみると何となく見え方が悪くなるとのこと。

予備検査の輻湊近点がかなり大きい数値で，問題は調節力低下だけではなく輻湊不全にもあると考えられるため近見での融像幅を測定。結果は以下のようであった。

相対輻湊検査(上記装用テスト近用度数装用下)
斜位：15Δ 基底内方
実性相対輻湊：ぼやけ点(−)，分離点15Δ基底外方，回復点10Δ基底外方
(虚性相対輻湊：ぼやけ点(−)，分離点25Δ基底内方，回復点20Δ基底内方)

　正常な両眼視を維持するには，輻湊余力または開散余力(R)が斜位(P)の2倍以上必要とするシェアードの基準Sheard Criteriaを参考に，最低必要プリズム量Pを求めるとP = (2×P − R)/3 = (2×(−15) − (−15))/3 = −5
(内斜位：プリズム基底外方は正の数，外斜位：プリズム基底内方は負の数で表す)

　よって5Δ基底内方を左右に等分し以下の度数で装用テスト
　右眼) S + 2.25D：C − 0.50D Ax 80°　2.5Δ基底内方
　左眼) S + 2.50D：C − 0.50D Ax 90°　2.5Δ基底内方　NPD(近用PD)：30mm/29mm

違和感なく近見鮮明に見えるとのことで，上記度数で眼鏡処方決定
輻湊トレーニングの処方も加える。

▶ **解説**：
老視がすすむ頃，調節力低下に加え輻湊力も落ちて輻湊不全が顕著になり近見視の不調につながる場合がよくみられる。輻湊不全への対処の第一選択肢は輻湊トレーニング，第2選択肢がプリズム処方であるが即効性を考えてプリズムを最初から処方する場合も多い。

2) 光学的な配慮を必要とする3症例

眼鏡処方の際，光学的に留意する必要がある例を3例挙げ，装用距離と矯正効果の関係，乱視軸回転と矯正効果の変化，不同視眼鏡を例に網膜像の変化と上下プリズム効果について解説する。

(1) 強度近視(装用距離)の症例

症例：38歳女性

▶ **主訴**：左眼の遠方の見え方がよくない。
▶ **現病歴**：日常は1dayタイプのソフトコンタクトレンズを使用。自宅で3年以上前に作成した眼鏡を使用しているが度数がもう少し遠方が見えるものが欲しい。特に左眼の見え方がよくない。

所持眼鏡：
　　右眼）0.7 × S − 11.50 D，左眼）0.3 × S − 10.50 D　　両眼：0.7
　　PD（レンズ光学中心間距離）＝ 61.5 mm
　　※眼鏡装用の際のフレームは歪んでおり，右はレンズに近く，左はレンズから離れてかけられていたため，仮枠に眼鏡度数を入れて視力測定すると
　　RV ＝（0.5 × − 11.50 D），LV ＝（0.5 × − 10.50 D）　両眼視力　0.6

▶現症：

初診時他覚的屈折値：
　　右眼）S − 13.25 D：C − 0.37 D Ax 100°　　左眼）S − 12.0 D：C − 0.25 D Ax 55°
初診時自覚的矯正値：簡易雲霧法による（装用距離12 mm）
　　RV ＝（1.2 × − 12.5 ◯ cyl − 0.25 D 105°）　LV ＝（1.2 × − 11.50 D ◯ cyl − 0.25 D 60°）
　　遠方 PD ＝ 63 mm（31.5/31.5 mm）
　　※試験枠を使用。度数が一番強いレンズを角膜頂点との距離が12 mmに一番近くなるホルダーにセットした。
装用テスト〜処方度数
　　右眼）S − 12.00 D，左眼）S − 11.00 D
　　PD（レンズ光学中心間距離）＝ 63 mm（PD右/左：31.5/31.5 mm）で装用テスト。
　　RV ＝（0.8 × − 12.00 D），LV ＝（0.8 × − 11.00 D）　両眼視力　1.0
で視力良好違和感なく，この度数で処方とした。

▶解説：

　度数が強度の場合，頂点間距離の具合で見え方や装用感が変化するので注意が必要である。この症例の場合，長期使用による眼鏡枠の歪みによって，左右のレンズで角膜頂点間距離が変わってしまっていた。右は−効果，左は＋効果がついてしまった結果，上記のような遠方視力となっていたと考えられる。

　各眼の完全矯正度数から考えて，装用距離12 mmの状態では両眼とも1 Dの低矯正となるはずであるが，所持眼鏡歪みのため装用距離が右眼は8 mm，左眼は15 mmとなっていたため右眼は0.40 Dの，左眼は1.40 Dの低矯正の状態であった（それぞれの歪みの位置での完全矯正度数は−11.90 Dとなるため）。

　眼鏡の歪みをとり，左右とも−0.50 D強くした度数を処方した。

　以上より，自覚的屈折検査時には検眼枠のレンズホルダーの場所に留意しレンズを挿入して検査を行う。このときも顔の大きさや鼻の高さでレンズホルダーと角膜の位置は変化するので注意が必要である。中央のホルダーから外側のホルダーまでは約4 mm，内側のホルダーまでは約7 mmの距離がある。中央が頂点間距離12 mmにある場合，内側は角膜頂点

図1　検眼枠

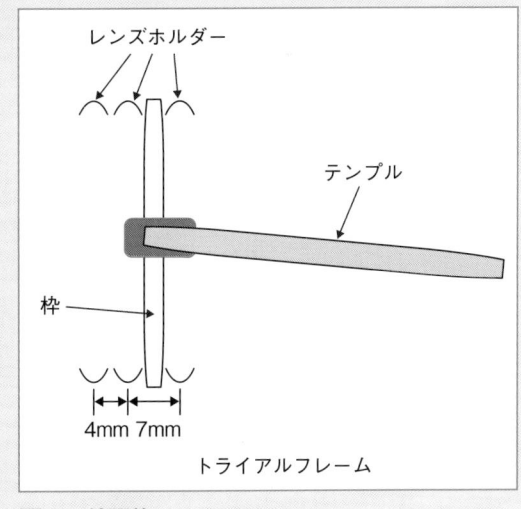

から約 5 mm，外側は約 16 mm になる（図 1）。最内側に入れたレンズ後頂点から角膜頂点までの距離（頂点間距離）を 12 mm に置き，ここに球面レンズ，次に円柱レンズ，最外側にプリズムレンズなどを入れるのが一般的である。ただしトライアルフレームにより異なるので確認しておく必要がある。

そして眼鏡処方後フレームは眼鏡店で選ぶことになるが，デザインによって角膜頂点間距離は変化する可能性が出てくるので，頂点間距離は標準的な 12 mm で検査したというコメントを明記し，選ぶフレームによっては処方度数の調整が必要であることを作成する眼鏡店に理解してもらうことが望ましい。

(2) 乱視（斜乱視）の症例：乱視処方上の注意

症例：22 歳男性

▶ **主訴**：免許取得に必要な視力が必要
▶ **現病歴**：眼鏡は以前作ったことがあるが掛けられず，現在装用していない。日常は遠見，近見ともあまり困っていない。今回，普通自動車免許取得に際してもう少し視力が必要となった。
▶ **現症**：

※神経質そうな感じ，検査中，注意促すも目つきが変わらず細かった（瞼裂をせばめて見ようとする癖がとれない）。

初診時他覚的屈折値：
　右眼）S − 0.00 D：C − 2.62 D Ax10°　　左眼）S − 0.25 D：C − 3.12 D Ax155°

初診時自覚的矯正値：簡易雲霧法による。
　RV = 0.5（1.0 × + 0.50 D ◯ cyl − 2.50 D 15°）
　LV = 0.3（0.9 × + 0.50 D ◯ cyl − 3.00 D 170°）
　FPD = 67 mm

眼位：第一眼位：正位，カバーテスト：近見外斜位　遠見外斜位
プリズムカバーテスト：7⊿ 基底内方近見，2⊿ 基底内方遠見　輻湊近点：鼻根部より 5 cm
前眼部，中間透光体，眼底，眼圧：異常なし
装用テスト：
1 回目：
　RV = (0.9 × + 0.25 D ◯ cyl − 2.00 D 15°)　LV = (0.8 × + 0.25 D ◯ cyl − 2.50 D 170°)
両眼視力　(1.0)　PD（レンズ光学中心間距離（OCD））= 67 mm
　※見え方はよいが，酔ってしまいそうになる感じが消えない。
　　軸を水平に修正しレンズによる光学的歪みの斜めの要素をとり，さらに左眼の乱視度数を少し減弱して左右の差を小さくした。
2 回目：
　RV = (0.6 × + 0.25 D ◯ cyl − 2.00 D 180°)
　LV = (0.5 × + 0.25 D ◯ cyl − 2.00 D 180°)　両眼視力 (0.7)
　PD（レンズ光学中心間距離）= 67 mm

※違和感はあるが装用できそうとのこと。
▶ **処方度数**：

　　右眼）S＋0.25：C－2.00D Ax180°，左眼）S＋0.25：C－2.00D Ax180°　PD（レンズ光学中心間距離）＝67mm

▶ **解説**

　強度乱視の矯正はHCLが理想であるが，ハードコンタクトレンズ装用ができない場合，眼鏡で矯正することとなる。その際軸と直角の方向に像の拡大・縮小が起こることによる違和感に留意して度数を決定する。

　乱視の軸と度数を調整する際一般に，乱視度数が弱いほど，軸が水平，垂直に近いほど歪みの感じ方は少ない。

　軸の回転修正による乱視矯正効果の低下は5°あたり約17％であることを覚えておこう。10°で34％，15°で50％，30°では100％（乱視矯正効果はなく，等価球面値矯正と同様になる）である。この例の場合修正による乱視矯正効果は，

　　右眼は15°回転しているため－1.00D（1.50D未矯正），左眼は10°回転なので－1.33D（－1.67D未矯正）でほぼ等しくなっている。

（3）不同視の症例

> **症例：52歳男性，タクシー運転手**

▶ **主訴**：運転用の眼鏡の度数を調整して欲しい。

▶ **現病歴**：8年前に作成した眼鏡であまり困っていないが，右眼遠見の見え方をもう少し良くして欲しい。また，ときどき現眼鏡でぼやけて見えることがあるが，どうしてか。

所持眼鏡による視力）遠用

　　右眼）0.3×S－4.50：C－0.50D Ax100°　　左眼）0.9×S－2.00D

　　PD（レンズ光学中心間距離）＝70mm（34/36mm）は問題なし

眼鏡は玉型が大きく，しばらく装用していると下方にずれ，レンズ光学中心が本来の位置（照準線が角膜を通過する点の位置）から左右とも10mm程度上方に位置していた。

眼位（所持眼鏡装用上）：第一眼位：正位，カバーテスト：近見外斜位　遠見外斜位

プリズムカバーテスト：5Δ基底内方 近見，4Δ基底内方 遠見　R/L　2.5Δ（右上斜位）

遠見ワース四灯検査 2/4（右眼抑制傾向）遠見，4/4 近見

チトマスステレオテスト（＋）animal 3/3, circle 6/9　遠見 17′

輻湊近点：鼻根部より8cm

▶ **現症**：

初診時他覚的屈折値：

　　右眼）S－6.37D：C－1.00D Ax100°　左眼）S－2.50D：C－0.75D Ax170°

初診時自覚的矯正値：簡易雲霧法による。

　　RV＝（1.5×－6.00D ◯ cyl－0.75D 105°）　LV＝（1.2×－2.25D ◯ cyl－0.25D 165°）

　　FPD＝70mm

眼位（上記度数装用）：第一眼位：正位，カバーテスト：近見外斜位　遠見外斜位
プリズムカバーテスト：6Δ基底内方近見，4Δ基底内方遠見
輻湊近点：鼻根部より8cm，遠見ワース四灯検査 4/4遠見，4/4近見
チトマスステレオテスト：Fly（＋）animal 3/3, circle 6/9　遠見 3/5
前眼部，中間透光体，眼底，眼圧：異常なし

▶ 装用テスト～処方度数

　　RV＝（0.6×－5.00D ◯ cyl－0.75D 105°）　LV＝（0.9×－2.00D）　PD（レンズ光学中心間距離）＝70mm

　上記にてアニサイコニアテスト：3%

▶ 解説

　不同視の場合，左右眼の度数差による不等像視とレンズ光学中心と瞳孔位置のズレによるプリズム作用に留意する必要がある。

　一般的には左右度数差は最大±2.00D差にとどめておくことを推奨するとされているが，絶対的なものではない。小児では左右の度数差に慣れやすく5.00Dの差でも装用可能のこともある。一方成人では，今までの眼鏡度数から大きく変化する見え方にはたとえ差がわずかでも対応しにくい。そのため十分な説明と装用テストが必要である。眼鏡装用による不等像視は眼鏡レンズの拡大縮小効果と，網膜視細胞の分布密度などによって決まる。

　レンズの拡大縮小効果はレンズのパワーファクターとシェイプファクターの積で決まるが（82頁参照），近視レンズの場合は中心厚が薄く，第1面カーブも平面に近いことが多いのでシェイプファクターは1に近くおおむねパワーファクターの値で決定される。パワーファクターは，レンズ度数と装用距離に関係するが装用距離が短いほど，その値が1に近づく。可能な限り装用距離を短く調整することにより，不等像視の程度を小さくできる。一般的に成人の場合不等像視量の限界は5%程度とされている。臨床上不等像視量は，計算ではなくテストチャートで測定する。この症例では装用度にてAwaya式アニサイコニアテストを行った。

　他にも偏光レンズを利用したポラテストにあるコの字テストを利用する方法もある。

　さらに左右眼での度数差は，水平方向よりも垂直方向に特に留意する。この差が少ないほうが慣れやすい。本症例のぼやけは眼鏡の装用ずれによる上下プリズムに起因するものであった。マイナスレンズでは，光学中心が本来の位置から左右とも10mm程度下方に位置すると右眼に対し4.5Δ基底上方，左眼に対し2.0Δ基底上方の効果を与え，相対的に右眼が2.5Δ下方回旋を強制される状態となる。この例でときどきものがぼやけて見えたのは視線の上下ずれによる軽度の複視に起因するものであったと考えられる。不同視眼ではより適切な眼鏡フィッティングが望まれる。

（川端秀仁）

■ 文　献 ■

1) Duane tait Wick：Clinical Management of Binocular Vision：Heterophoric, Accommodative, and Eye Movement Disorders　Third edition p66 Mitchell Scheiman & Bruce Wick, 2009.
2) Hofstetter：Useful age amplitude formula. Opt World 38：42, 1950.

5 遠近両用眼鏡処方
―二重焦点レンズ,三重焦点レンズ,累進屈折レンズ

I. 眼鏡処方の臨床

1 遠近両用眼鏡レンズの種類

　遠近両用眼鏡は屈折異常の矯正による遠見視力の矯正とともに加入度数による調節の補助を目的に処方される。単焦点レンズの近用眼鏡は近業時の明視が困難になった老視へ,いわゆる老眼鏡として処方されるが,遠近両用眼鏡は老眼鏡としてばかりでなく初期老視の近業時に生じる調節性眼精疲労の緩和を目的としても処方される[1,2,3]。

　遠近両用眼鏡のレンズは一つの眼鏡枠の中に焦点距離が異なる複数のレンズを組み込んだ多焦点レンズと,焦点が1点に収束することなくレンズの屈折力が累進的に変化している累進屈折力レンズに分けられる。多焦点レンズには二重焦点レンズと三重焦点レンズがあるが,現在では三重焦点レンズの適応となるケースは少なく,実際にはほとんど二重焦点レンズが処方されている。

　二重焦点レンズには1枚の単焦点レンズに近用加入レンズを融着した構造のアイデアルタイプとトップタイプがあり,遠用のレンズと近用のレンズの2枚を水平に切断して貼り合わせたような構造をしているエグゼクティブタイプがある。アイデアルタイプは近用部のレンズの形状によって,近用レンズの上縁が水平になっているA型(S型)と弧状になっているB型(C型)がある(図1)。

　累進屈折力レンズは,眼鏡枠のレンズ上方は遠方視のための屈折力を有し,レンズ下方に向かって徐々に近方視に必要な屈折力に移行する構造をしている。レンズの中央部付近ではレンズ屈折力は機能しているが,レンズの左右の周辺部分には歪みが凝縮されており,レンズとして適正には機能していない。累進屈折力レンズには一般的な日常生活で装用しやすい通常型デザインのほかに,遠方視中心の生活で装用しやすい遠用レンズの面積が広い遠用重視型,近方視中心の生活で装用し

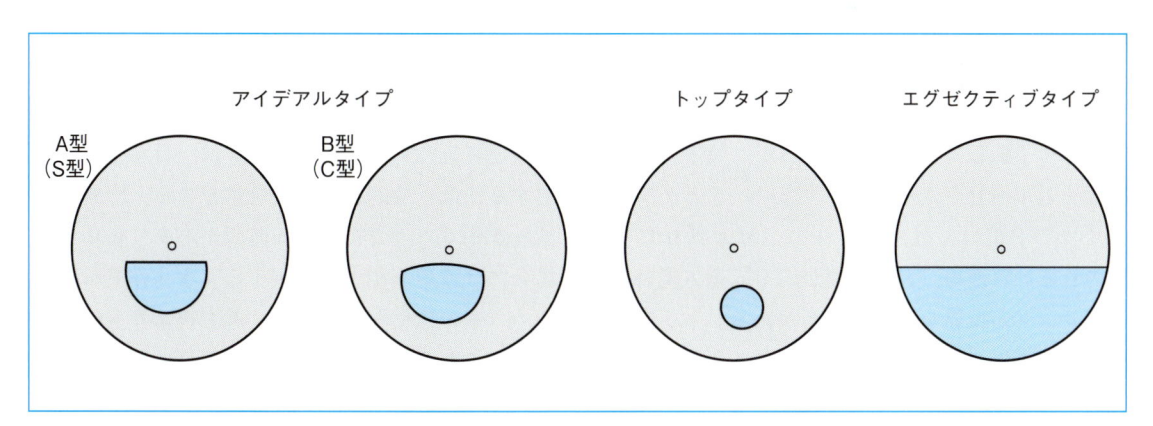

図1　二重焦点レンズのデザイン
　二重焦点レンズには1枚の単焦点レンズに近用加入レンズを融着した構造をしているアイデアルタイプとトップタイプがあり,遠用のレンズと近用のレンズの2枚を水平に切断して貼り合わせたような構造をしているエグゼクティブタイプがある。

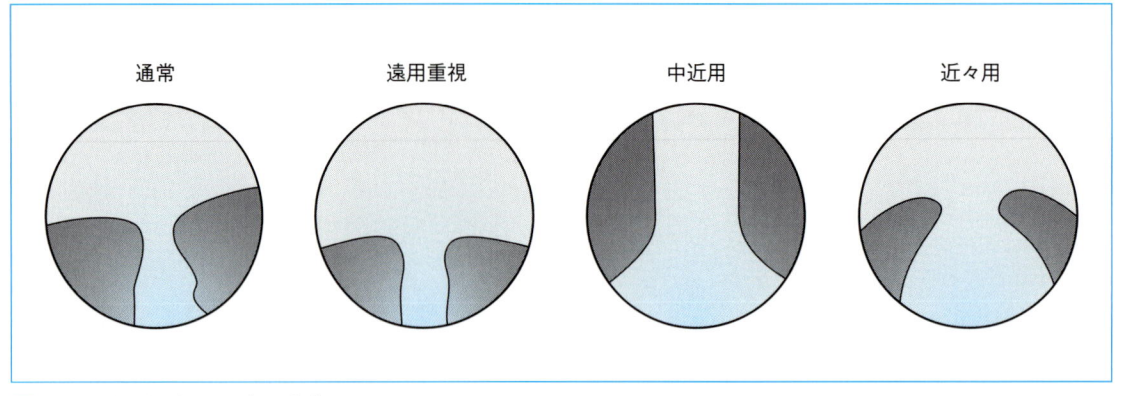

図2　累進屈折力レンズのデザイン
　累進屈折力レンズには一般的な日常生活で装用しやすい通常型デザインのほかに，遠方視中心の生活で装用しやすい遠用レンズの面積が広い遠用重視型，近方視中心の生活で装用しやすい近用レンズの面積の広い中近型および近々型がある。

やすい近用レンズの面積の広い中近型，およびVDT作業者用に開発された近々型がある（図2）。近々型以外は，累進帯長や遠用や近用のレンズの面積が異なる多くの種類が出ている。

2　遠近両用眼鏡の特徴と選択

1）多焦点レンズ

　多焦点レンズは累進屈折力レンズと違って焦点が存在するので，ピントがずれた距離にある物体は不鮮明に見えるが，ピントが合う距離の物体は鮮明に見える。そのため一定の距離を鮮明に見る必要のある症例には多焦点レンズが適応となる。

　多焦点レンズの各デザインの特徴を挙げると，アイデアルタイプのA型は近用レンズの上縁が水平に切断されているため，近用時にはしっかりと眼球を下転して見る必要があるが，遠方視時の視界を近用部分が遮る感じが少ない。アイデアルタイプのB型は，近用レンズの上縁が弧状に作製されているため，近用面積が広く，遠方視時に近用レンズが視界を妨げることがある。トップ型は円形の近用レンズが融着されているので，近方視野は狭いが，安定した近見視力が得られ，遠用面積が広いため遠方視野が広い。いずれの型のレンズも各メーカーから近用レンズの大きさが複数提供されており，使用目的によって選択し使い分ける。基本的には近業作業を重視する場合は，近用面積が大きいレンズを選択する。手元の作業が多い場合には特に近用面積が広いエグゼクティブタイプを選択する。

2）累進屈折力レンズ

　累進屈折力レンズの累進帯部は光が一点に収束する焦点をもたないため，多焦点レンズと比べ全体的に鮮明さは劣っているが，目的とする物体のある一定の範囲を，適度な鮮明さで見ることができる。一定の距離ではなくて，あらゆる距離をあまり鮮明さは要求せず，それなりの鮮明さで見る必要のある症例には累進屈折力レンズが適応となる。特に単焦点レンズの眼鏡の装用で眼の疲れを訴える症例では，累進屈折力レンズが好まれる傾向がある。

　累進屈折力レンズのデザインは，日常生活で使用するには一般的に通常型を選択する。野外での活動が多く，近方視をする時間があまり長くない場合には遠用重視型を選択する。事務作業時間が多く，車の運転などがなく，遠方視よりも作業中の快適さを重視する場合には中近型を選択する。VDT作業時間が極端に長い場合には，作業眼鏡として近々型と通常型を選択し使い分ける。

　累進屈折力レンズの処方にはトライアルレンズを保持していることが望ましい。

3 遠近両用眼鏡処方時の注意点

1) 処方成功のポイント

遠近両用眼鏡の処方を成功させるポイントは，近用加入度数を可能な限り小さく設定することにある。近視過矯正や遠視低矯正の状態では，強い近用加入度数が必要になり，眼鏡の装用感や使用感を低下させる。そのため不便なく眼鏡を使用できる範囲で加入度数を小さく設定するための注意点として，近視では遠用度数を過矯正にしないこと，遠視では遠用度数の低矯正を避けること，加入度数の設定の基準を近方の視力値ではなくて眼鏡使用者に必要な加入度数におくことが挙げられる。

2) 遠用度数設定のポイント

近視過矯正あるいは遠視低矯正を避けるためには正確な屈折矯正検査を行い，その屈折度数を基準にして遠用度数と近用加入度数を設定することが理想である。しかし実際には検査時に調節の影響を完全に取り除くことは難しいため，両眼同時雲霧法[1]での矯正度数の決定が有効となることが多い（118頁参照）。

両眼同時雲霧法で得られた矯正度数は，通常の人が両眼で見るために適当な遠用度数であるが，それまで装用していた眼鏡が過矯正である場合には，眼鏡使用者の不満がでない程度に，適宜矯正を追加する必要がある。この際に過矯正度数使用の弊害（眼の疲れ，肩凝り，頭痛など）を十分に説明して，できる限り両眼同時雲霧で得られた値に近い矯正度数に設定することが望ましい。

3) 近用度数の設定のポイント

近方の視力値や近方矯正屈折値を基準に近用加入度数を決定すると，加入度数が強くなり過ぎて，装用しにくい遠近両用眼鏡になることが多い。眼鏡使用者が必要とする視距離に合わせて目的の矯正度数を決定すれば，適切な近用加入度数を提供できる。

必要な視距離は，眼鏡使用者に快適な作業ポーズをとらせ，日常どのくらいの距離で近くを見ているのかを再現してもらい，そのときの眼から目標物まで距離で判断する。この視距離の逆数が近用加入度数になるが，設定する近用加入度数は眼鏡使用者の眼疲労症状の程度に応じて加減する[1,2]。

遠近両用に対する実際の眼鏡処方例

遠近両用眼鏡処方を成功させるための参考になると思われる，遭遇する頻度の高い老視と初期老視に対する典型的な症例を二重焦点レンズ，三重焦点レンズ，累進屈折力レンズに分けて以下に例示する。

1) 二重焦点レンズ処方症例

症例：67歳男性，無職

▶ **主訴**：眼鏡が古くなったので作り直したい。
▶ **現病歴**：8年前に作成した眼鏡を使用している。調子はよかったが，最近古くなりレンズのコーティングも剥げてきたので，新調したい。
▶ **現症**：
自覚的屈折検査：RV = 0.04（1.2 × − 8.00 D ◯ cyl − 0.75 D 180°）
　　　　　　　　LV = 0.04（1.2 × − 8.25 D ◯ cyl − 0.75 D 180°）
所持眼鏡：両眼：S − 7.50 D：C − 0.75 D Ax 180° 加入度 + 3.00 D（二重焦点アイデアルタイプ）

所持眼鏡による視力：遠方）右眼：1.0　左眼：1.0
　　　　　　　　　　近方）右眼：0.8　左眼：0.8
患者の希望：使用中の遠近両用眼鏡はレンズに境目があり，老眼鏡というイメージが強いので，境のないレンズにしたい。
眼位，眼球運動，前眼部，中間透光体，眼底に異常を認めない。

遠近両用眼鏡処方の手順：
両眼同時雲霧法：
　両眼視力＝1.2［右眼）S－7.50D ◯ C－0.75D Ax 180°　左眼）S－7.50D ◯ C－0.75D Ax 180°］
第1トライアル眼鏡：
　患者の希望に応じて，累進屈折力レンズを試してみる。
　両眼とも S－7.50D：C－0.75D Ax 180° 加入度＋3.00D（累進帯長12mm）
累進帯長12mm（現在は9〜18mmまである）を選択した理由：二重焦点レンズの遠近両用眼鏡では眼球をわずかに下転しただけで近用度数が利用できるので，二重焦点レンズの使用経験者には累進帯長の長い累進屈折力レンズを処方すると近用度数をうまく利用できないことがある。新しいデザインの累進屈折力レンズは近用面積も広くなっており，二重焦点レンズの使用経験者でも累進屈折力レンズが装用可能なことがある。
患者のコメント：「遠くから中間距離の見え方に違和感はないが，近方が自分の眼鏡に比べ見づらい。読書時には使えないと思う」。
第2トライアル眼鏡：
　両眼とも，これまで使用していた眼鏡度数のまま S－7.50D ◯ C－0.75D Ax 180° 加入度＋3.00D（二重焦点アイデアルタイプ）を試してみる。
　　理由：累進屈折力レンズでは最大近用加入度数が利用できる面積が狭いため，二重焦点レンズに慣れている場合には，近方視で安定した視力が維持できないこともある。これを患者に説明して，二重焦点レンズで試してみる。
患者のコメント：「慣れている二重焦点レンズのほうが快適に思う」。
▶ **処方眼鏡**：二重焦点レンズ　両眼 S－7.50D：C－0.75D Ax 180° 加入度＋3.00D（アイデアルタイプ）
▶ **解説**：調子がよいといっているレンズの種類は，本来はできる限り変更しないほうがよい。変更時には患者の希望をかなえないこともあるので，十分に説明をして同意を得てから試すことが必要である。

2）三重焦点レンズ処方症例

症例：58歳男性，設計士

▶ **主訴**：眼鏡が合わなくなった。
▶ **現病歴**：52歳頃から手元が見づらくなり二重焦点レンズ眼鏡を使用してきた。眼鏡が合わなくなり，2年前から眼鏡店で勧められて購入した遠近両用眼鏡（累進屈折力レンズ）を使用しているが，製図板上で図面を引くときに直線が歪んで見えて，手元の作業が辛い。
所持眼鏡：両眼）S－6.50D 加入度＋2.75D（累進屈折力レンズ）

所持眼鏡による視力：遠方）右眼：1.2　左眼：1.2　両眼：1.2
　　　　　　　　　　近方）右眼：1.2　左眼：1.2
以前の所持眼鏡：両眼）S－6.50D 加入度＋1.50D（二重焦点レンズ）
以前の所持眼鏡による視力：遠方）右眼：1.2　左眼：1.2　両眼：1.2
　　　　　　　　　　　　　　近方）右眼：0.4　左眼：0.4
　　　　　　　（パソコン画面は見えるが，後屈するので首が辛い）

▶ **現症**：
自覚的屈折検査：RV = 0.06（1.2 × －6.50D）
　　　　　　　　LV = 0.06（1.2 × －6.50D）
眼底，眼球運動，前眼部，中間透光体，眼底に異常を認めない。

遠近両用眼鏡処方の手順：
▶ **患者への説明**：
「現在使用中の眼鏡は累進屈折力レンズであるため，視界に歪みが出るのはやむを得ない。以前に使用していた二重焦点レンズは遠方と中間距離を見るのには適した度数であるが，手元を見るための度数が十分でないので，このレンズに手元を見るための度数を追加設定した三重焦点レンズで作成することにする」。

近方視に必要な矯正度数の決定：
製図板に向かったときの視距離はおよそ40cmであり，単焦点検眼レンズで作業に必要な矯正度数を求めると右眼：S－4.00D，左眼：S－4.00Dとなった。

中間距離に必要な矯正度数の決定：
以前の使用眼鏡でのパソコン画面の見え方に不満はないとのことだったので，その近用度数，右眼：S－5.00D，左眼：S－5.00Dに近いS－5.25Dを中間距離度数に採用した。

▶ **処方眼鏡**：三重焦点レンズ　両眼 S－6.50D 中間度数 S－5.25D 近用度数 S－4.00D
トライアルレンズがないため，それぞれの距離での決定度数のまま処方値とした。

装用1カ月後の患者のコメント：
「図面を引くときにも歪みがなく，パソコン画面を見る上下幅が少し狭いのは気になるが，以前のように後屈をする必要はなく，満足している」。

▶ **解説**：累進屈折力レンズの最大の欠点は視野の歪みにある。手元で定規を扱うような作業では，気になることがある。装用に慣れることによって，累進屈折力レンズが問題なく装用できる例も少なくないが，どうしても歪みが気になるという症例には三重焦点レンズが奏効することがある。

3）累進屈折レンズ処方症例
（1）累進屈折力レンズが初めての処方症例

症例：52歳女性，事務職

▶ **主訴**：近方視力の低下
▶ **現病歴**：数年前から事務作業中に手元が見づらくなり，弱めの度数で眼鏡を使用している。最近はこの眼鏡を装用しても手元が見づらくなった。作業中に眼が乾き，眼の奥が痛くなること

もある。現在の眼鏡は3年前に作成した。
- ▶ **現症**：

    自覚的屈折検査：RV = 0.2（1.5 × − 4.25 D）　LV = 0.2（1.2 × − 4.25 D）

    所持眼鏡：右眼) S − 3.00 D　左眼) S − 3.00 D

    所持眼鏡による視力：遠方) 右眼：0.7　左眼：0.7
    　　　　　　　　　　近方) 右眼：0.6　左眼：0.6

    患者の希望：近用眼鏡が欲しい。

    眼底，眼球運動，前眼部，中間透光体，眼底に異常を認めない。

遠近両用眼鏡処方の手順：

両眼同時雲霧法：両眼視力 = 1.2［右眼) S − 3.50 D　左眼) S − 3.50 D］

眼鏡を試す前の説明：

「眼の乾燥感や眼の奥の痛みは，疲れの徴候の可能性がある。近用眼鏡より遠近両用眼鏡のほうがよい可能性があるので，装用できるかどうか試すことにする」。

第1トライアル眼鏡：

両眼同時雲霧法で得られた矯正度数で遠用度数を設定し，近方視のための近用加入度数を弱めに設定した累進屈折力レンズを装用させた。

　　右眼) S − 3.50 D 加入度 + 1.50 D（累進帯長 15 mm）
　　左眼) S − 3.50 D 加入度 + 1.50 D（累進帯長 15 mm）

患者のコメント：「遠近両用眼鏡は使いにくく，作成しても快適には使えないと聞いていたが，この眼鏡は遠くも近くもよく見え，歩いても全く気にならない。どうしてか？」

- ▶ **患者への説明**：

    「遠近両用眼鏡を快適に装用できない患者の多くは，近用加入度数が必要以上に強い眼鏡を作成されている。これくらいの加入度数であれば，たいていは気にならない。しかし装用に慣れるまでは，床が少し浮き上がって見えたり，真っすぐなものが歪んで見えたりすることがある。特に階段を降りるときには気をつける必要がある。この症状は慣れてくると全く気にならなくなる」。

- ▶ **処方眼鏡**：累進屈折力レンズ　両眼) S − 3.50 D　加入度 + 1.50 D

    装用2週間後の患者のコメント：

    「遠くも近くもすっきり見え，装用直後から全く違和感がない。ドライアイと眼の奥の痛みもなくなった」。

- ▶ **解説**：初期老視対策のために弱めの遠用度数の単焦点眼鏡を用いている患者は多いが，弱い加入度数の累進屈折力レンズのほうが遠くも近くも安定した視力を提供できて快適に装用できる。

（2）累進屈折力レンズの経験のある症例で買い換え症例

> **症例**：73歳女性，無職

- ▶ **主訴**：遠用眼鏡と近用眼鏡の処方を希望
- ▶ **現病歴**：8年前に作成した眼鏡を使用している。見え方に不満はないが，古くなったので新調したい。

▶ 現症：
自覚的屈折検査：RV = 0.08 (1.0 × − 6.00 D)　　LV = 0.08 (1.0 × − 6.25 D)
所持遠用眼鏡：右眼) S − 6.00 D　左眼) S − 6.25 D
　　近用眼鏡：右眼) S − 4.50 D　左眼) S − 4.50 D
所持眼鏡による視力：遠方) 右眼：1.0　左眼：1.0
　　　　　　　　　　近方) 右眼：0.6　左眼：0.6
患者の希望：遠近両用眼鏡を作成したことがあるが，足元がふらついて階段を踏み外してけがをして以来，使用していない．今回も遠用眼鏡と近用眼鏡に分けて作りたい．
眼位，眼球運動，前眼部，中間透光体，眼底に異常は認めない．

遠近両用眼鏡処方の手順：
両眼同時雲霧法：
　　両眼視力 = 1.0 [右眼) S − 5.75 D　左眼) S − 5.75 D]
　　両眼視力 = 1.2 [右眼) S − 6.00 D　左眼) S − 6.00 D]
眼鏡を試す前の説明
「遠方用と近方用の二つの眼鏡を作るよりは，一つの眼鏡のほうが使いやすい．最近の新しいデザインの遠近両用眼鏡ならば，以前のようなことはない可能性があるので，累進屈折力レンズを装用して試してみることにする（加入度数が強過ぎだったことが以前の遠近両用眼鏡が不調であった原因と思われるが，試し装用に同意を得るため，あえてデザインに問題があったことを強調して説明）」．
第1トライアル眼鏡：
両眼同時雲霧法で得られた両眼視力1.0の矯正で特に遠方視に不満はなかったので，
　　右眼) S − 5.75 D 加入度 + 1.75 D（累進帯長 13 mm）
　　左眼) S − 5.75 D 加入度 + 1.75 D（累進帯長 13 mm）
の累進屈折力レンズで試し装用を行う．
患者のコメント：「遠近両用眼鏡で一度失敗していたので，その後は使うことを考えていなかった．この新しいデザインの眼鏡では足元も全く気にならない．試し装用中に階段の昇降もやってみたが，以前のような違和感はない．遠くも近くもよく見える．テレビがよく見えるし，何よりも話し相手の顔がよく見えて満足である」．

▶ 患者への説明：
「作成しても使えなかった遠近両用眼鏡は，遠方の度数が強過ぎで，しかも近用加入度数が非常に強い度数のことが多い．このくらいの加入度数ならば，ほとんど違和感はなく，実用的には近くの見え方にも問題はない．ただし，この加入度数では細かい辞書の文字などは見づらいと思われるので，そのときは眼鏡を外して裸眼で見るようにすること」．

▶ 処方眼鏡：累進屈折力レンズ　両眼) S − 5.75 D　加入度 + 1.75 D
装用2週間後の患者のコメント：
「全く違和感がなく，遠くも近くもすっきり見えている．買い物に行っても眼鏡を掛け換える必要がなく便利である．今までも手元の細かいものは裸眼で見ていたので不自由はない．友達にも遠近両用眼鏡を勧めた」．

▶ 解説：累進屈折力レンズは使いづらいと思っている患者は非常に多い．処方を成功させるためには，初めて装用する累進屈折力レンズの近用加入度数を近見視力値にとらわれないで，極力

弱く設定することが重要である。そして遠用度数も実用に耐えられるぎりぎりまで下げるようにする。累進屈折力レンズ特有の視野の歪みに慣れれば，加入度数を強くしても違和感はない。実際，この患者も1年後にレンズにキズが入ったため眼鏡の再処方を目的に受診したときにレンズ度数を，

　　右眼）S－6.00D 加入度＋2.75D（累進帯長 13mm）
　　左眼）S－6.00D 加入度＋2.75D（累進帯長 13mm）

にして処方したが，違和感はなく，さらに快適になったという感想が得られた。

(3) 初期老視対策の症例（VDT症候群で累進屈折力レンズ処方症例）

症例：41歳男性，プログラマー

▶ **主訴**：視力低下
▶ **現病歴**：1日8時間以上VDT作業をしている。最近，夕方になると遠くが見づらくなってきた。薄暗いところで手元の小さな文字が見づらいことがある。現在の眼鏡は5年前に作成した。以前から肩凝りはひどく，眼を使い過ぎた後には頭痛が起こることがある。
▶ **現症**：

自覚的屈折検査：RV ＝ 0.1（1.5 × － 5.00D ◯ cyl － 0.50D 180°）
　　　　　　　　LV ＝ 0.08（1.2 × － 5.50D ◯ cyl － 0.75D 180°）
所持眼鏡）右眼）S － 5.25D：C － 0.75D Ax 180°　　左眼）S － 6.00D：C － 0.75D Ax 180°
所持眼鏡による視力：遠方）右眼：1.5　左眼：1.2
　　　　　　　　　　近方）右眼：0.8　左眼：0.7
患者の希望：夕方の視力低下が起こらないようにレンズの度数を上げて欲しい。
眼位，眼球運動，前眼部，中間透光体，眼底に異常は認めない。

遠近両用眼鏡処方の手順：

両眼同時雲霧法：
　両眼視力＝ 1.5［右眼）S － 4.75D：C － 0.50D Ax 180°　左眼）S － 5.25D：C － 0.75D Ax 180°］
眼鏡を試す前の説明：「肩凝りや頭痛が起こるのは使用中の眼鏡度数が過矯正であるからと考えられるので，適切な度数に下げる必要がある」。
第1トライアル眼鏡：
　同時雲霧で得られた矯正で試してみる。
　　　右眼）S － 4.75D：C － 0.50D Ax 180°
　　　左眼）S － 5.25D：C － 0.75D Ax 180°
患者のコメント：「手元は確かに楽に見える気がするが，遠くが見えにくくて気分が悪い」。

▶ **患者への説明：**

「過矯正眼鏡の見え方に慣れてしまった近視眼なので，適正な遠用度数では遠くが見えにくく感じる。遠用度数を上げるしかないが，遠用度数を上げると手元を見るのには負担が大きくなり，疲れやすくなる（過矯正の問題点をしっかり説明することで，近くを見たときにかかる調節への負担が大きくなることに注意を払って度数を上げたレンズの試し装用を行い，累進屈折力レンズを勧

めてみる)」。

矯正度数の再設定：
　　両眼に－0.25Dを加えたが，遠方の見え方に不満があった。両眼に－0.50D加えると満足できた。
第2トライアル眼鏡：
　　右眼）S－5.25D：C－0.50D Ax 180°
　　左眼）S－5.75D：C－0.75D Ax 180°
　　試し時間は少々短めに，手元を見ることを主に試してもらった。
患者のコメント：「遠くは問題なくよく見えるが，手元の見え方は確かに先に試したもののほうがよいと感じた」。

▶患者への説明：
　　「レンズの下方の度数を弱めて，もう一度試してみる（このときレンズ度数の分布を図で示すが，遠近両用レンズや老視用レンズという表現は避け，遠用部の度数が下に向かって徐々に累進的に弱くなっていることだけを示す)」。
第3トライアル眼鏡：
　　右眼）S－5.25D：C－0.50D Ax 180° 加入度＋1.00D（累進帯長17mm）
　　左眼）S－5.75D：C－0.75D Ax 180° 加入度＋1.00D（累進帯長17mm）
　　遠方から近方までいろいろな生活場面をイメージして試す。特に階段の昇降を試すように指示する。
患者のコメント：「遠くも近くも見え方は全く問題ない。説明どおり，下の方で少々歪みを感じるが，特に支障はない」。

▶処方眼鏡：右眼）S－5.25D：C－0.50D Ax180° 加入度＋1.00D
　　　　　　左眼）S－5.75D：C－0.75D Ax180° 加入度＋1.00D
装用2週間後の患者のコメント：
　　「夕方の視力低下は気にならなくなり，作業中の疲れも感じなくなった」。

▶解説：近視眼の過矯正は見つけても直ちに矯正できるものではない。遠方度数を患者が苦情を訴えない程度まで強め（やや過矯正）に設定した累進屈折力レンズを用いることで解決する。装用初期には累進屈折力レンズのアイポイントよりも上を通して見ているが，徐々にアイポイントよりも低い位置を使って見るようになり，過矯正の見え方から解放され，次回の眼鏡の処方時には適正な遠用度数を提供できるようになることが多い。

（塩谷　浩，梶田雅義）

■ 文　献 ■

1) 梶田雅義：眼鏡処方のテクニック．あたらしい眼科21 (11)：1441-1447, 2004.
2) 梶田雅義：老視用眼鏡の最近の進歩．あたらしい眼科22 (8)：1035-1040, 2005.
3) 梶田雅義：わかりやすい臨床講座　成人の眼鏡．日本の眼科79 (10)：1383-1387, 2008.

6 眼精疲労に配慮した眼鏡処方

I. 眼鏡処方の臨床

はじめに

　眼精疲労を訴える症例は増加傾向にある。その原因に，見えるだけしか考慮されていない眼鏡が多くかかわっており，適切な眼鏡を処方しただけで，眼精疲労から解放される症例も多い。眼精疲労を訴える症例の多くは，調節と両眼視への配慮がなされていない。

1　調節力への配慮

　加齢に伴う調節力の変化（図1）をみると，調節力は衰退の一途にある。また，調節力が十分にある症例でも，日常生活に必要な調節力を発揮するために，毛様体筋に強いストレスを生じている場合も少なくない（図2）。このような症例に対して，近視を弱めに矯正された眼鏡を処方され，さらに眼疲労の増悪と近視の進行が生じている症例に遭遇することも多い。遠くが見づらいと感じるような矯正では，遠くを見たときに，もっと見たいという気持ちが調節を促して，ピントはさらに近くに引き寄せられる。このため，遠くはさらに見づらくなり，余計な調節努力が，眼精疲労を助長する。

2　両眼視への配慮

　眼精疲労を訴える症例のなかに斜位がある症例も多い。外斜位では両眼視をするために輻湊運動が生じると，輻湊調節反射が起こり，近視を強める。このため，片眼で良好な矯正視力が得られるように処方された眼鏡を装用しても，両眼視では

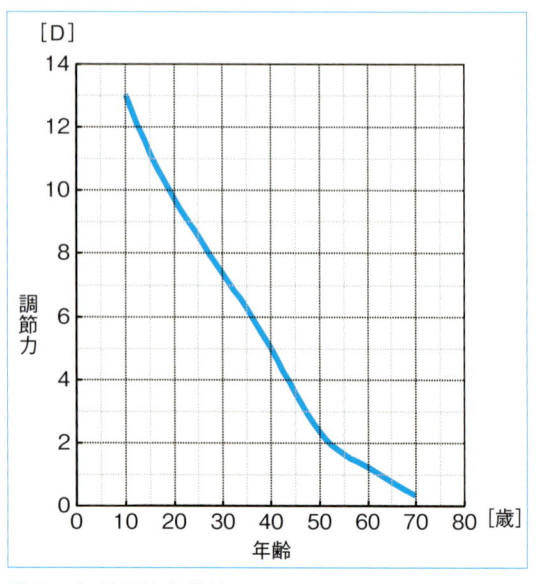

図1　年齢調節力曲線
　調節力は加齢に伴い，減衰の一途にある。調節力には成長部分がみつからない。

十分な矯正視力が得られず，苦情になる。この苦情に対処するために矯正度数を増した眼鏡が処方され，近視過矯正のために眼精疲労はさらに強まる。この眼精疲労の原因が近視過矯正にあると推測され，近視低矯正の眼鏡を処方され，遠くは見づらくなり，さらに眼精疲労が増している症例も多く遭遇する。

3　眼精疲労への配慮

　眼精疲労を訴える症例に対しては，調節機能状態と安静眼位を把握することが大切である。日常視で苦痛を伴うような調節努力と輻湊や開散努力が生じないように配慮する。

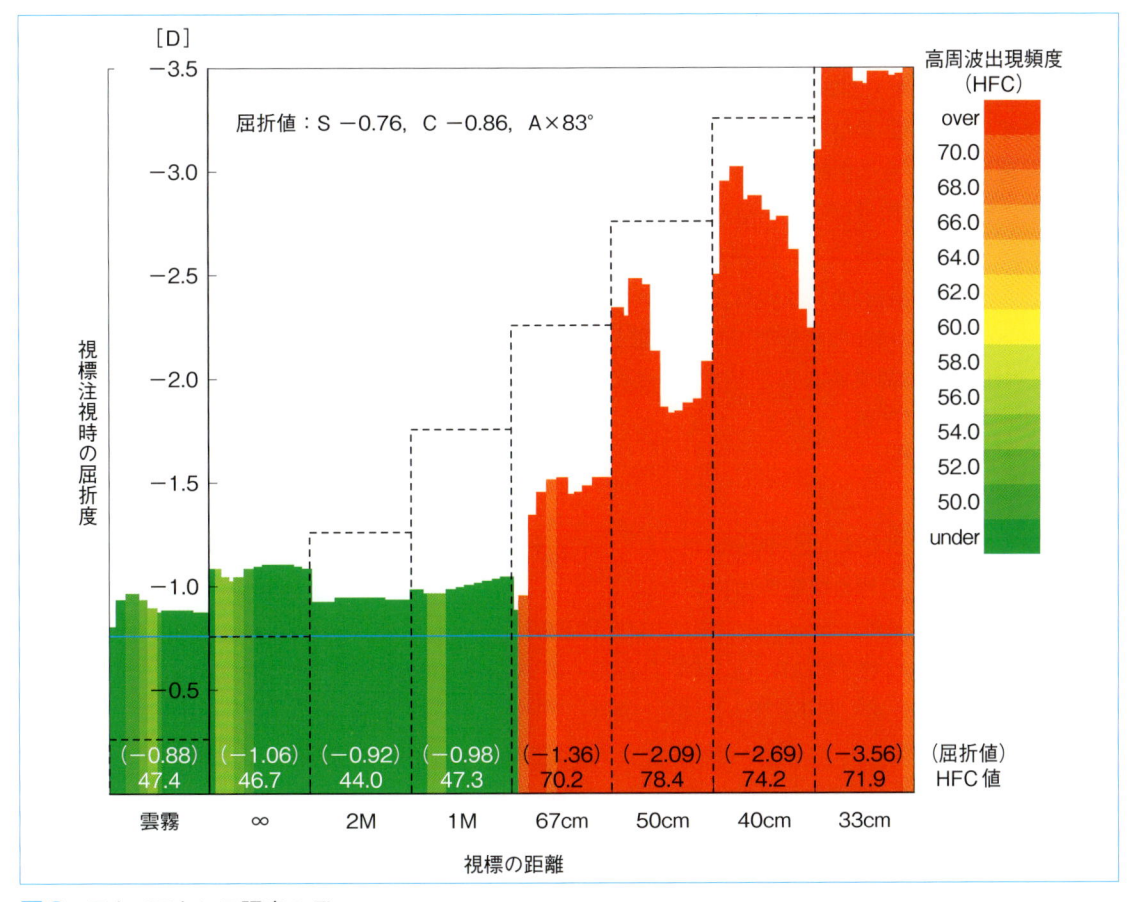

図2 テクノストレス眼症のFk-map
視標が遠方にあるときには正常者と全く変わらないが，近方の視標に対しては調節緊張症様の反応を示す。

眼精疲労に配慮した実際の眼鏡処方例

1) 複視と眼精疲労を訴える高齢者の症例

症例：74歳男性

▶ **主訴：** 眼精疲労と複視
▶ **現病歴：** 30歳頃からときどき二重に見えるようになった。10数年前から眼の疲れがひどくなったが，眼科では老視のためといわれていた。3カ月前に眼鏡店で眼鏡を新調してから，二重に見える頻度がさらに増し，疲れもひどくなったので来院した。
 所持眼鏡　右眼）S－3.50D　加入度＋3.00D,
 　　　　　左眼）S－3.50D　加入度＋3.00D　累進屈折力レンズ
 所持眼鏡による視力　遠方）右眼：1.2　左眼：1.2　両眼：1.2
 　　　　　　　　　　近方）右眼：1.0　左眼：1.0

▶ **現症：**
オートレフラクトメータを参考にした自覚的屈折検査値

RV = 0.2 (1.2 × − 3.00 D ◯ cyl − 1.25 D 90°),
LV = 0.2 (1.2 × − 3.25 D ◯ cyl − 1.00 D 90°)

前眼部に異常を認めない。

中間透光体：軽度の加齢白内障を認める。

眼底：軽度の動脈硬化所見を認める。

カバーアンカバーテスト：左眼を遮閉し，除去すると，直後に左眼が下方に向かって動き，正位になる（左上斜位）。斜位の程度は Hirschberg 法で 5°程度と判断された。

患者への説明：現在の矯正で二つの問題があります。一つは眼鏡の度数が適切でないこと，もう一つは眼位に異常があることです。この二つを矯正する眼鏡にすれば，自覚症状は安定すると思います。早速試してみましょう。

眼鏡処方の手順：

瞳孔間距離の測定：

瞳孔間距離を測定すると，66 mm だった。所持眼鏡の心取り点間距離も 66 mm だった。

眼位異常が矯正できるかをチェック：

レンズ中心間距離 64 mm の検眼枠に，自覚的屈折検査値から 0.75 D 遠視側（本文 117 頁参照）の右眼）S − 2.25 D：C − 0.75 D Ax 90°　左眼）S − 2.50 D：C − 0.50 D Ax 90°に 6Δ を左右に均等に分割し，右基底上方，左基底下方に挿入した。

この状態で，カバーアンカバーテストを行うと，左の遮閉を解除した直後に，左眼がわずかに下方に向かって動くが，自覚的には全く二重にならない気がする。

両眼同時雲霧法による適正度数を検出：

先の矯正に両眼に球面度数を ＋ 3.00 加えて，右眼）S ＋ 0.75 D：C − 0.75 D Ax 90°　3Δ 基底上方，左眼）S ＋ 0.50 D：C − 0.50 D Ax 90°　3Δ 基底下方の状態にして，両眼同時雲霧を行った。その結果，両眼視力 = 1.2〔右眼）S − 2.25 D ◯ C − 0.75 D Ax 90°　3Δ 基底上方，左眼）S − 2.50 D　C − 0.50 D Ax 90°　3Δ 基底下方〕が得られた。

近用加入度数の設定と試し装用：

近方視距離と初めて装用する累進屈折力レンズで違和感のない加入度数を考慮して，両眼に ＋ 1.75 D を挿入してみることにした。

試し装用：

レンズ中心間距離 64 mm の検眼枠に，

　　右眼）S − 2.25 D：C − 0.75 D Ax 90°　加入度 ＋ 1.75 D　3Δ 基底上方　累進屈折力レンズ
　　左眼）S − 2.50 D：C − 0.50 D Ax 90°　加入度 ＋ 1.75 D　3Δ 基底下方　累進屈折力レンズ

を挿入して試し装用を行った。20 分以上装用しても違和感がなかったので，このデータで処方した。

3 週間後の患者コメント：

今回の眼鏡はよく見えるし，二重にもならない。視野の歪みもほとんど感じないし，近くを見るときも眼鏡を外さなくても済む。目の疲れもなくなり，何十年と苦しんでいたことが，この眼鏡で解決しました。

▶ **解説**

患者の訴えから容易に斜位の存在が疑える。眼鏡は乱視矯正をしていないために球面が過矯正になっていた。球面度数が過矯正になっているために，近用加入度数が過剰に必要になったと

考える。眼鏡店で眼鏡を更新してから複視と疲労が増加したのは，遠くも近くも見えるようになったため，眼位を調整する機会が多くなったと考えられる。

この患者は体型も大きく，新聞などの読書距離は60cm前後であったため，加入度数は＋1.75Dに留めた。もしどうしても細かいものが見えないときには，そのときだけ眼鏡を外して，裸眼で見てもらえばよい。

プリズムをなぜ6Δに設定したかは，特注では7～8Δまで制作してくれるメーカーもあるが，通常の累進屈折力レンズに加入できるプリズム量が3Δであるためである。斜位で両眼視ができるため，6Δで十分に疲労には対処できるだろうと考えた。

2) 疲れを訴える長時間VDT作業者の症例

症例：42歳男性

▶ **主訴**：眼の疲れ　職業：事務職（VDT作業1日8時間以上）
▶ **現病歴**：4カ月前頃から，眼が疲れやすくなった。1年前に作成した眼鏡を使用しているが，見え方に不満はない。

所持眼鏡：右眼）S－7.25D，左眼）S－7.50D（1年前に眼鏡店で作成した）
所持眼鏡による視力　遠方）右眼：1.0　左眼：1.0
　　　　　　　　　　近方）右眼：1.2　左眼：1.2　両眼：1.2
　　　　　　所持眼鏡の心取り点間距離は64mmだった。

▶ **現症**：
オートレフラクトメータを参考にした自覚的屈折検査
　　RV＝0.1（1.2×－7.50D），LV＝0.1（1.2×－7.75D）
前眼部，中間透光体および眼底に異常を認めない。
眼位：正位
瞳孔間距離 64mm
患者への説明：現在装用中の眼鏡は度数としては適切なのですが，VDT作業には少し強過ぎなのでしょう。弱い累進屈折力レンズを一度試し掛けしてみましょう。

眼鏡処方の手順：

瞳孔間距離の測定：
　瞳孔間距離を測定すると，64mmだった。
両眼同時雲霧法による適正度数を検出：
　レンズ中心間距離64mmの検眼枠に，自覚屈折検査値の球面度数に＋3.00加えた右S－4.50D，左S－4.75Dを挿入した状態にして，両眼同時雲霧を開始した。その結果，両眼視力＝1.5〔右眼）S－7.25D，左眼）S－7.50D〕が得られた。
近用加入度数の設定と試し装用：
　長時間のVDT作業による眼の疲れの自覚があるため，年齢を考慮して調節力補助のため，両眼に＋0.75Dを挿入してみることにした。

試し装用：
レンズ中心間距離64mmの検眼枠に，
　　右眼）S－7.25D　加入度＋0.75D　累進屈折力レンズ
　　左眼）S－7.50D　加入度＋0.75D　累進屈折力レンズ
を挿入して試し装用を行った。20分以上装用しても違和感はなく，首筋が少し楽になるような気がするとのことだったので，このデータで処方した。
装用1カ月後の患者のコメント：今までよりも良く見えて，疲れなくなった。

▶ **解説**：比較的若いシニア世代の長時間VDT作業者では，通常の矯正では適切な度数であっても，作業中には調節負担が大きく，疲れの原因になっていることがある。このような場合，度数を下げた作業用眼鏡を処方するのも一つの対応策であるが，眼鏡を使い分けたくないという人には累進屈折力レンズが奏効することがある。

3）頭痛のため学習困難を訴えた症例

症例：15歳男性

▶ **主訴**：眉間部の痛み　職業：学生（受験勉強中）
▶ **現病歴**：8カ月前，塾に通い始めた頃から，学習時に眉間部の痛みが出現し，集中できなくなった。使用中の眼鏡は塾に通い始めてから新しくした。眼鏡の見え方に不満はない。
所持眼鏡：右眼）S－5.00D，左眼）S－5.00D（8カ月前に眼鏡店で作成した）
所持眼鏡による視力　遠方）右眼：1.5　左眼：1.5　　両眼：1.5
　　　　　　　　　　近方）右眼：1.2　左眼：1.2
　　　　　　　　　　所持眼鏡の心取り点間距離は58mmだった。

▶ **現症**：
オートレフラクトメータを参考にした自覚的屈折検査
　　RV＝0.2（1.5×－3.75D），LV＝0.4（1.5×－3.75D）
前眼部，中間透光体，眼底に異常を認めない。
眼位：カバーアンカバーテストでは，片眼を遮蔽し，除去すると，直後に他眼が内方に向かって動き，正位になる（外斜位）。斜位の程度は15Δ程度と判断された。
瞳孔間距離 58mm
患者への説明：現在装用中の眼鏡は度数としては近視過矯正の状態です。外斜位がありますので，眉間部の痛みは過剰な輻湊努力によるものでしょう。

▶ **眼鏡処方の手順**：
瞳孔間距離の測定：
　　瞳孔間距離を測定すると，58mmだった。
両眼同時雲霧法による適正度数を検出：
　　レンズ中心間距離58mmの検眼枠に，自覚屈折検査値の球面度数に＋3.00加えた右S－0.75D，左S－0.75Dを挿入した状態にして，両眼同時雲霧を開始した。その結果，両眼視力＝1.5〔右眼）S－5.00D，左眼）S－5.00Dが得られた。

プリズムレンズを加えて，再び両眼同時雲霧法による適正度数を検出：
　　先の同時雲霧の初期設定に左右眼にそれぞれ5Δを基底内方に挿入して，両眼同時雲霧法を開始した。今度は，両眼視力＝1.5〔右眼）S－3.50D，左眼）S－3.50Dが得られた。
プリズム眼鏡の試し装用：
レンズ中心間距離58mmの検眼枠に，
　　右眼）S－3.50D　5Δ基底内方
　　左眼）S－3.50D　5Δ基底内方
を挿入して試し装用を行った。最初は異常な立体感覚と，赤色が浮き上がって見えて不自然な感じがすると訴えたが，20分以上装用したのちには違和感も少なくなり，教科書を見ても眉間部の痛みが出ないとのことだった。
装用1カ月後の患者さんのコメント：頭痛は起こらなくなり，学習に集中できるようになった。
▶ **解説**：小児期の外斜位は潜伏力が強く，容易に検出できないことも多い。受験勉強など，集中して近方を長時間見るようになると，自覚症状として眉間部の痛みが出て，集中力を失うことが多い。塾での学習のように遠方視と近方視の繰り返しが多い環境では，顕性化しやすくなる。プリズム眼鏡により輻湊の補助を行うことにより，集中して近方視を持続しても眉間部の痛みは出なくなる。

（梶田雅義）

7 特殊眼鏡処方
A. ロービジョンの眼鏡処方

I. 眼鏡処方の臨床

　ロービジョンの眼鏡処方は短時間で決めようとするとうまくいかないことが多い。患者さんの話をしっかり聞き，何がしたいのか，どんな物が見たいのかを見極めてから行うことが大事である。また，この前うまくいったから別の人でもうまくいくというわけではない。とにかく焦ることなくじっくり腰を据えて行うことが大事である。

1 遠用処方

1）矯正眼鏡

　遠くに関しては，完全矯正をして掛けられるのであればその度数で処方する。視力の数値が同じでも，見え方の質が改善される場合が多いため積極的に処方する。また，身体障害者手帳を視力障害で取得している場合には，矯正眼鏡として，補装具の申請をする。

2）遮光眼鏡

　矯正眼鏡に加えて，羞明などの症状があれば遮光眼鏡（図1）を考慮に入れる。平成22年4月より，身体障害者（視覚障害）の補装具として申請する際の適応が，以前の4疾患（網膜色素変性症，白子症，先天無虹彩，錐体杆体ジストロフィー）から広がった（表1）。また，「遮光眼鏡とは，羞明の軽減を目的として，可視光のうちの一部の透過を抑制するものであって，分光透過率曲線が公表されているものであること」，と定義された。遮光眼鏡は，疾患に関係なく，羞明がとれ，見やすくなれば処方を考えるとよい。

3）単眼鏡

　遠くを見る場合に利用する道具としては，単眼鏡（図2）がある。
　単眼鏡は，視力の良いほうの眼で使用する。単眼鏡には幾つかの倍率があるが，倍率を高くすれ

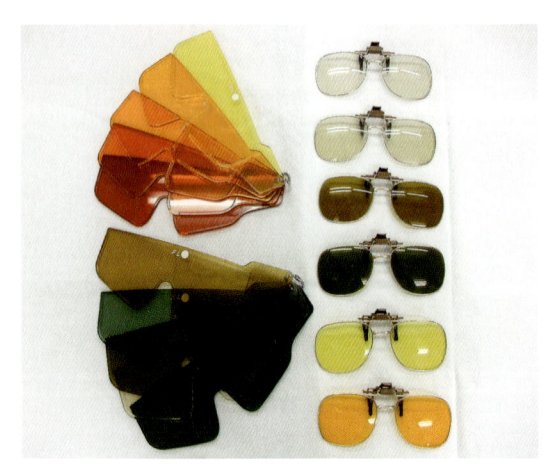

図1 東海光学の遮光眼鏡トライアルセットの1例
　左側のパネルを使いどれがよいか2～3個選び，右側のクリップタイプのレンズを自分の眼鏡につけて貸し出し，実際に使用する場所で試してもらい，よかったものを処方する。

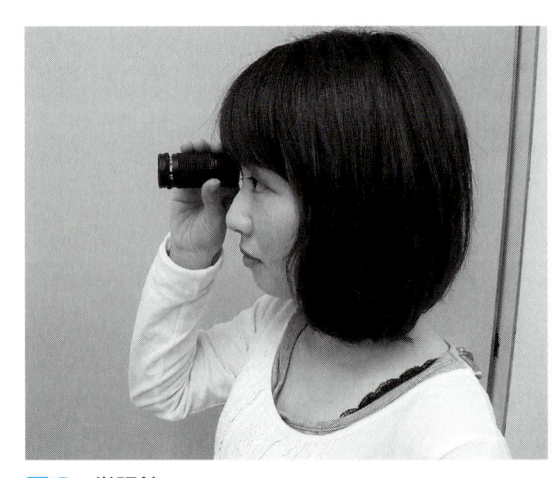

図2 単眼鏡

表1　遮光眼鏡が補装具として申請できる人

以下の要件を満たす者
1）視覚障害により身体障害者手帳を取得していること。
2）羞明をきたしていること。
3）羞明の軽減に，遮光眼鏡の装用より優先される治療法がないこと。
4）補装具費支給事務取扱指針に定める眼科医による選定，処方であること。
　　※この際，下記項目を参照のうえ，遮光眼鏡の装用効果を確認すること。
　　（意思表示できない場合，表情，行動の変化等から総合的に判断すること）。
・まぶしさや白んだ感じが軽減する
・文字や物などが見やすくなる
・羞明によって生じる流涙等の不快感が軽減する
・暗転時に遮光眼鏡をはずすと暗順応が早くなる

ば遠くにある文字などを見ることができるが，視野が狭くなり全体像が把握しにくいため，見たい物を見ることができる一番低い倍率の物を処方する。

4）眼鏡型望遠鏡

2 m より遠いところに焦点を合わせることができる MAX Event（図3）などがある。拡大率は約2倍である。

2 近用処方

最初に必ず行わなければならないのは，完全矯正である。それを基に近見の矯正を行う。これが基本となる。

見たい物を実際に持参してもらうか，それが難しければ，MNREAD-J（図4）を用いる。見たい物の大きさが決まっていれば，そのものを見るために必要な拡大鏡の倍率を

$$\text{拡大鏡の倍率} = \frac{\text{それを見るのに必要な視力}}{\text{その人の矯正視力}}[1]$$

で求める。そして，その倍率のレンズを試してみる。

1）ハイパワープラス眼鏡

それほど倍率が高くなければ（2〜3倍程度），最も簡単な方法として近見の矯正レンズに＋2D ぐらい加入して，近づけて見る方法がある。この方法であれば，特にロービジョンのための道具をそろえる必要はなく，物を見るときに両手があいて便利である。倍率が高い場合でも，近づけて見るのがうまくできるのであれば，加入度数を大きくした近用眼鏡（＝ハイパワープラス眼鏡）を試してみる。ただし，加入度数が強くなった場合，輻湊を補助する目的で＋6.00 D 以上の場合にはプリズムを base in で組み込む（表2）か，レンズ中心間距離を瞳孔間距離よりも小さく処方するとよ

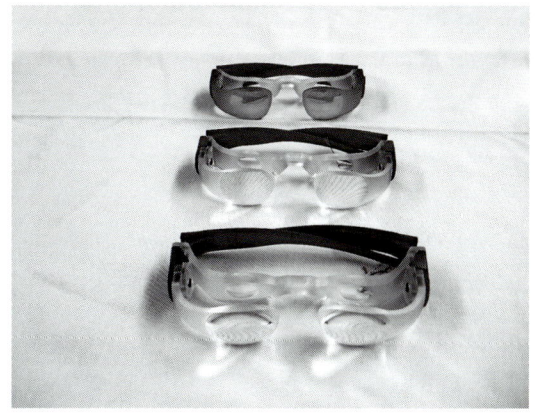

図3　エッシェンバッハ　マックスシリーズ
拡大するだけではなく，視度調節機能（約±3.00 D）がある。ただし，乱視は矯正できない。上より
MAX Event：2 m〜無限遠のところに焦点が合う。
MAX TV　　：2 m 以上のところにピントが合う。
MAX Detail：40 cm 前後に焦点が合う。

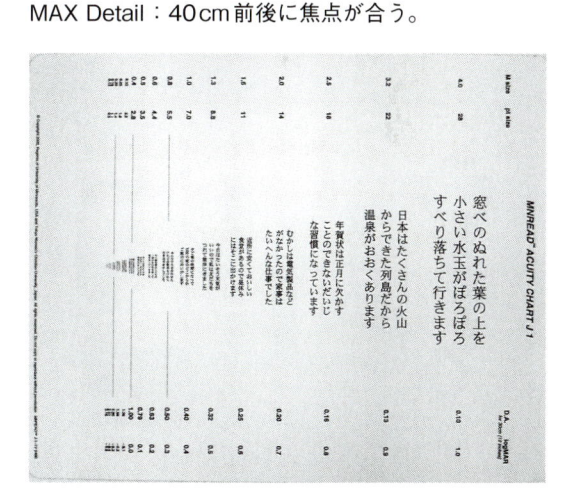

図4　MNREAD-J
患者の読みたい字と，実際に見える字の大きさがわかる。

表2 プラスレンズの度数と付加プリズムの度数[1)]

プラスレンズの度数（D）	付加プリズムの度数（Δ）
＋ 6.00	8
＋ 8.00	10
＋10.00	12
＋12.00	14

い（プレンティス Prentice の法則を利用）。加入度数は＋12.00 D ぐらいまで。プリズム入りの既製品の眼鏡も販売されている。

2）拡大鏡

拡大鏡を利用する際にも，近用の矯正眼鏡が必要である。また，単眼鏡と同様に，拡大すれば字は見えるが，逆に見える範囲は狭くなるため，文章を読むのが困難となることがある（図5）。

そのため，拡大鏡の倍率は，見たい物が見える一番低い倍率を選ぶようにするとよい。拡大鏡を使用するときには，レンズと眼や見たい物の距離が重要である。使い方をしっかり理解できるよう説明することが大切である。

拡大鏡にもさまざまなタイプがある（図6）。4倍ぐらいまでであれば，眼鏡の前に掛けて使う物や，置いて使うスタンド型もある。手の固定が難しい場合には考慮に入れる。前に掛けて使うタイプの物（図7）は，レンズからの距離，レンズの角度，両眼視の可否などいろいろな要素があるた

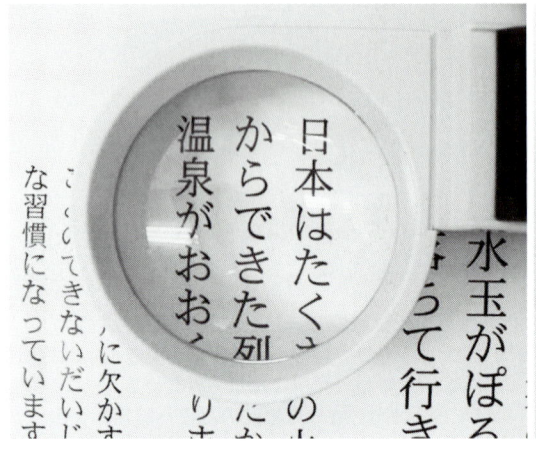

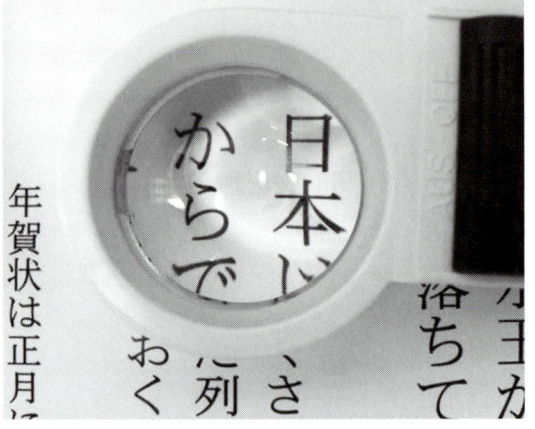

図5 拡大鏡の見え方
　左が7倍，右が10倍。字は大きく見やすくなるが，見える字の数が減る。

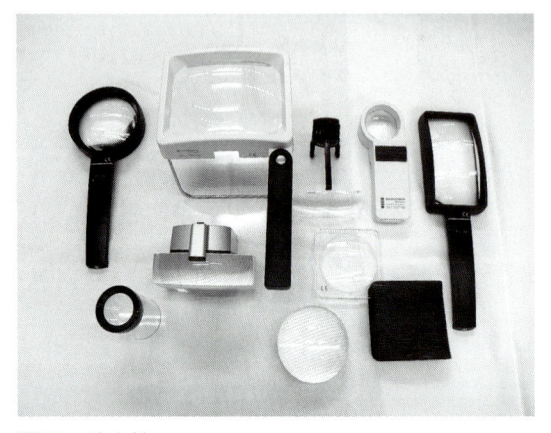

図6 拡大鏡
　手持ち型，スタンド型，前掛け型，ライト付きなどいろいろなタイプのものがある。

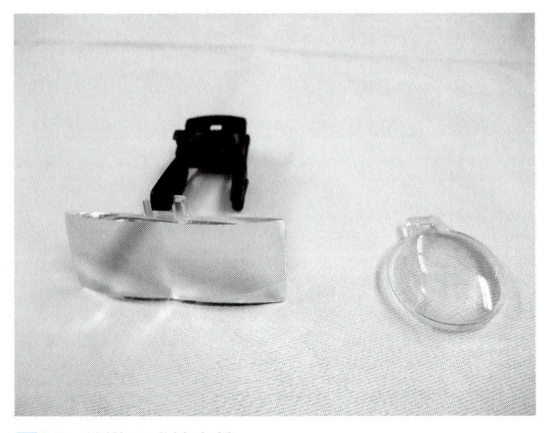

図7 前掛け式拡大鏡
　左が両眼用，右が単眼用。先でレンズを交換できる。クリップ式になっており眼鏡に取り付けて使用する。

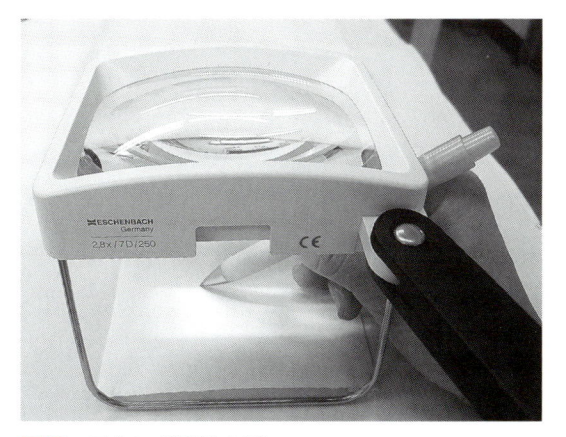

図8 スタンド型拡大鏡
下に空間がある場合には，絵や字を書くことができる。

め，使いこなすまでには時間がかかる。スタンド型は若干大きくなるため持ち運びには不便であるが，自分で距離を合わせて見るので比較的簡単に使用できる。調節が必要になるため近用の矯正をして使用する。スタンド型のなかには下に空間があり，小さな筆記用具で文字や絵を書くことのできる物もある（図8）。

3）タイポスコープ

新聞や本を見ているうちにどこを見ているかわからなくなる場合にはタイポスコープを利用するとコントラストがつき，見たいところがはっきりする。市販品もあるが，当院では牛乳パックに黒の色画用紙を張って，中をくりぬいたものを作成し紹介している（図9）。裏側は，白色のため背景が黒いとき使用すると便利である。また署名する際に，利用すると真っすぐに書ける。読む字や書く字の大きさに合わせて，くりぬく大きさをいろいろ変えて作成するとよい。

4）書見台

拡大鏡などを利用する際，一生懸命見ようと近づくと，自分の頭が影を作り，暗くなって見にくいため，書見台を利用するとよい（図10）。見る姿勢も大事である。

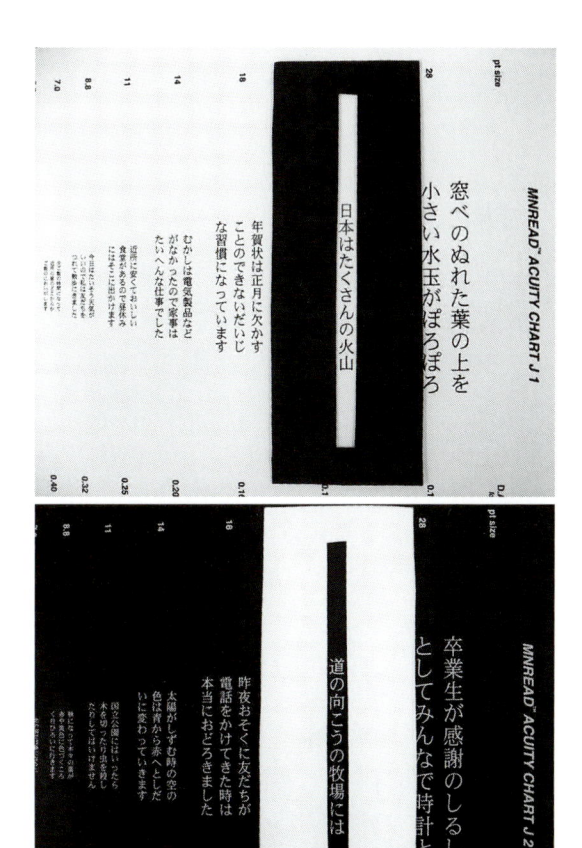

図9 牛乳パックで作成したタイポスコープ
コントラストがつき，読みやすくなる。

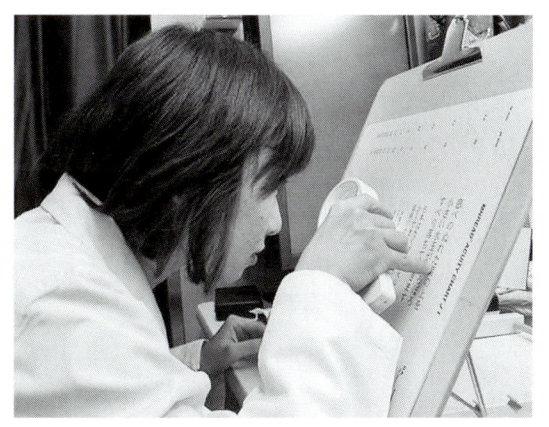

図10 書見台を利用し，拡大鏡を持った正しい姿勢

7. 特殊眼鏡処方　A. ロービジョンの眼鏡処方　61

ロービジョン外来での実際の眼鏡処方例

1) 右眼,社会的弱視;左眼,固定内斜視(光覚)の症例

症例:70歳男性

- **主訴**:眼鏡が欲しい
- **現病歴**:強度近視と,左固定内斜視,角膜混濁,右眼内レンズ挿入眼。10年前までは左目で新聞の字が読めていた。白内障手術前の視力右0.02(0.03×-10.00D ○ cyl-1.00D 90°)左光覚(+)。視力低下が進行したため,パソコンや書類を見るときに不自由になり,眼鏡が欲しいと来院した。
- **現症**:

  自覚的屈折検査:RV = 0.04(n.c)。屈折値は-1.25D ○ cyl-0.75D 144°

  左光覚

  近見視力右(0.05 × + 2.50D)

  視野:図11

  聞き取り調査の結果:職業 電器店経営
  ① 取扱説明書や回覧板が読みたい。
  ② 電球に印字してある文字が見たい。
  ③ パソコンで表計算やネットがしたい。
  ④ かすみを減らしたい。

- **患者への説明**:眼鏡を掛けるだけではパソコンの文字や,書類を見るのは難しい。方法としては二つあり,30~40cmの距離で近用眼鏡と拡大鏡を使って見る方法と,近用眼鏡のみで近づいて見る方法がある。また,1種類の道具ですべての大きさの字を見ることはできない。

図11 症例 視野

眼鏡処方の手順:

1. 30~40cmの距離で近用眼鏡と拡大鏡を使って見る方法

   +2.50Dの眼鏡をかけ,必要な拡大鏡の倍率を求める。

   拡大鏡の倍率=それを見るのに必要な視力/その人の矯正視力

   MNREAD-J(図4)にて,読みたい文字の大きさは(0.2~0.5)であり,計算したところ,

   拡大鏡の倍率 = 0.2~0.5/0.05 = 4~10倍。

   手持ちの7倍拡大鏡を使ってみたところ,

   見えるが両手を使って作業をしたい。

   そこで,レンズに前掛け式の4倍拡大鏡(図12)を使ったところ,大きい字(0.2~0.3)は見えるとのことであった。

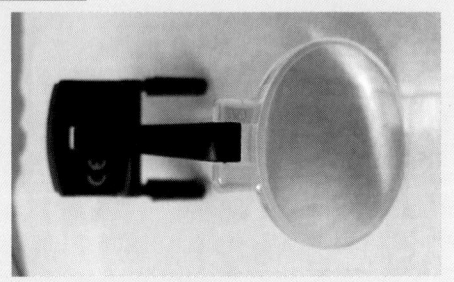

   図12 前掛け4倍拡大鏡

2. 近用眼鏡で近づけて見る方法

   20cmぐらいに近づけて見える+7.00Dで試した。(0.3)が見え,本人も満足していた。

自宅で使用して，確認してもらうために，
　①近用眼鏡＋拡大鏡（前掛け式）
　②近用眼鏡＋拡大鏡（7倍）
　③＋7.00D眼鏡
　④遮光眼鏡（東海光学CCP400 FL）
を貸し出しした．

再診時（約2週間後），「どれもこれもちょっと見るにはいいが物足りない」，遮光眼鏡に関しては，「陰影ははっきりするが，かえって暗くなり，見えにくい」とのことであった．

　<u>「診察室ではいいと思うが，実際使う場所で使ってみると，使えないということがある」</u>．

再度，どのくらいの大きさの字を見たいのか確認するために，実際見たい物（今回はテレビなどの取扱説明書）を持参してもらった（今回視力の記載は，見る距離を明確にするためV（視力）の後に見た距離を記載している）．

　①＋7.00D　　V15cm＝（0.32）小さい字が見えない．
　②＋7.00Dと前掛け4倍拡大鏡＝（0.25〜0.32）小さい字と遠くも何となく見える．
　③＋10.00D　　V10cm＝（0.32）小さい字が見えない．
　④＋10.00Dと前掛け4倍拡大鏡　　V＝（0.5〜0.63）
　⑤＋16.0D　　V5cm＝（0.5〜0.63）　説明文は全部見えるが，遠くを見たとき全く見えない．周辺が湾曲する．
　⑥＋20.0D　　V5cm＝（0.4〜0.5）　＋16.0Dより見にくくなる．

近用眼鏡無しで
　⑦LED付き10倍拡大鏡（0.5〜0.63）（図13）
　⑧LED付き7倍拡大鏡（0.5）見えるが読めない．

最終的に患者と相談し，＋10.00Dの眼鏡と前掛け4倍拡大鏡，LED付き10倍拡大鏡を処方した．

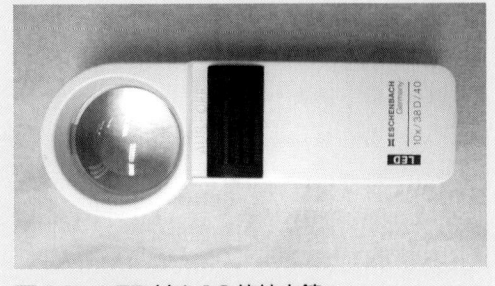

図13　LED付き10倍拡大鏡
ライトが付くことにより同じ倍率の拡大鏡よりも見やすくなる．

3カ月後の聞き取り調査では，＋10.00Dのハイパワープラス眼鏡を使うと，両手で仕事ができる．また，印刷物が見える．LED付き10倍拡大鏡は，ライトがあり手軽に使えて便利，と満足されていた．ただ，前掛け4倍拡大鏡は，取り外しが不便であまり使えていないとのことであった．

▶**解説**：患者さんの訴えをよく聞き，いろいろ試して，本人が一番使いやすい眼鏡を処方する．この症例のように強度近視の患者は，眼鏡を外して近づいて見る習慣がある．そのため，近用の加入度を大きくするだけで見える場合がある．近用眼鏡の矯正を行い，その後，必要な拡大鏡の倍率を理論的に求め，それに近い倍率のものを幾つか選び，必ず実際に使う場で試してから処方することが大切である．そして，一つの道具ではすべての大きさの字を見ることができないことを納得してもらう必要がある．

2) 拡大鏡と単眼鏡処方希望の症例

症例：7歳男児

▶ **主訴**：眼鏡，拡大鏡と単眼鏡の処方を希望
▶ **現病歴**：若年網膜分離症。普通学校に通っており，今まで，黒板や教科書は見えていて不自由ないようだった。学年が進むにつれ黒板の字が小さくなり，眼鏡は3年前のものを使用していたため，眼鏡，拡大鏡と単眼鏡の処方を希望し受診した。
▶ **現症**：
自覚的屈折検査：RV = 0.03（0.02×眼鏡）
　　　　　　　　LV = 0.1　（0.15×眼鏡）
所持眼鏡　右眼）S＋3.00D：C－3.50D 180°
　　　　　左眼）S＋6.00D：C－4.00D 170°
オートレフラクトメータでは
　　　　　右眼）S＋5.50D：C－1.25D Ax175°
　　　　　左眼）S＋6.25D：C－2.75D Ax153°

▶ **眼鏡処方**
実際にレンズを入れてみると
右眼① (0.04×＋6.00D ◯ －1.25D180°)　左眼① (0.1×＋7.75D ◯ －3.00D150°)
　　② (0.05×＋5.50D ◯ －1.25D180°)　　　② (0.15×＋7.50D ◯ －3.00D150°)
　　③ (0.04×＋5.00D ◯ －1.25D180°)　　　③ (0.15×＋7.00D ◯ －3.00D150°)
　　④ (0.04×＋4.50D ◯ －1.25D180°)　　　④ (0.15×＋6.50D ◯ －3.00D150°)であり，

②の眼鏡で練習したが，「近くは見やすいが遠くが見にくい」とのことであった。今までのレンズの度数よりプラスの度が強くなったためそのように感じたのだと思われる。そこで，④のレンズで練習したところ遠くもよく見えるようになったため，処方した。

拡大鏡や単眼鏡の処方：

倍率の求め方

　　拡大鏡や単眼鏡の倍率＝それを見るのに必要な視力／その人の矯正視力 [1]

読みたい文字の大きさを検査（MNREAD-J（図4）を使用）したところ，(0.4～0.6)であった。

　　拡大鏡や単眼鏡の倍率＝0.4～0.6/0.15＝2.6～4倍

拡大鏡は簡単に置いて使える物がよいとのことで，卓上ルーペ〔Carton R324 デスクルーペ（3倍）〕（図14）を試し，(0.5)が見えた。
単眼鏡（図2）は4倍と6倍を試した。4倍で視力は(0.8)，6倍で(0.9)。
実際に学校で使用した後，拡大鏡は卓上ルーペ3倍を，単眼鏡は4倍を処方した。
現在有効に使用中である。

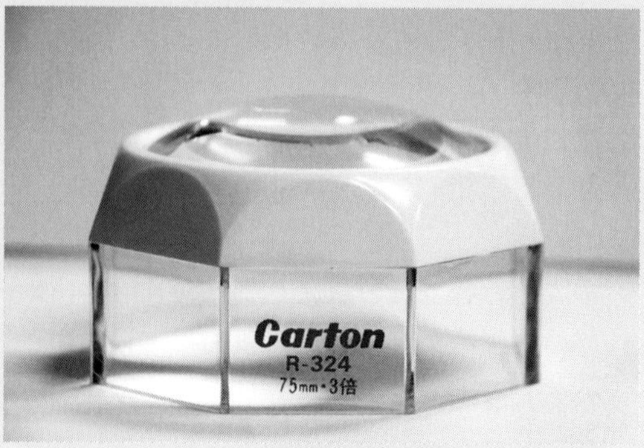

▶ **解説**：子どもの場合は定期的な屈折矯正が必

図14　スタンド型拡大鏡
Carton R324 デスクルーペ（3倍）。字を書くことはできないが，虫などの観察に便利。

要である。拡大鏡や単眼鏡に関しては，倍率を高くすれば文字は大きくなるが，視野が狭くなり実用性が悪い。そのため，見える一番低い倍率を選ぶことが大切である。

3） 新聞など活字が読みにくい症例

症例：63歳男性

▶ **主訴**：新聞など活字が読みたい。
▶ **現病歴**：糖尿病網膜症，血管新生緑内障，白内障。
視力低下が進行して，新聞などが読みにくくなり何かいい方法がないかと受診した。
▶ **現症**：
自覚的屈折検査　RV = 0.01 (n.c)
　　　　　　　　LV = 0.1 (0.2 × -2.50 D ○ cyl-2.00 D 90°)
視野：（図15）

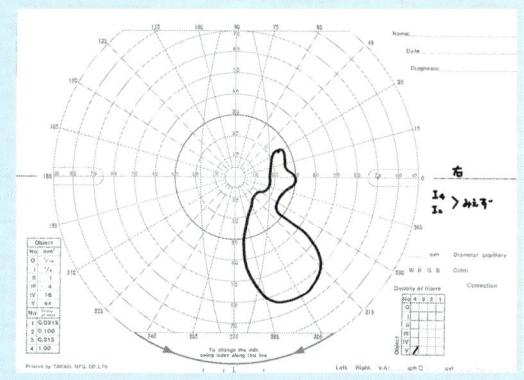

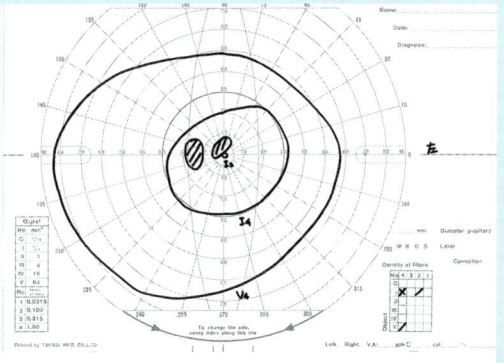

図15　新聞など活字が読みにくい症例　視野

拡大鏡や単眼鏡の倍率 = 0.4〜0.5/0.2 = 2〜2.5倍
理論的には2倍から3倍の拡大鏡で読めるはずが，読めなかったので倍率を上げて試した。

　①近用矯正眼鏡　左のみ度数を入れて
V30 cm = (0.25 × + 0.50 D ○ cyl-2.00 D 90°)
　②マクロラックス（スタンド型拡大鏡）（図16）
　③4倍の前掛け単眼ルーペ (0.32)
　④4倍ルーペ (0.32)
　⑤ハイパワープラスレンズ (10〜20 cmの距離で見るレンズ) V10〜20 cm = (0.32 × + 2.00 D ○ cyl - 2.00 D 90°)

①〜⑤を貸し出し，自宅で使用してもらった。
2回目受診時（約3週間後）
　①〜⑤のどれもよくなかったとのことで，再度拡大鏡などを貸し出した。

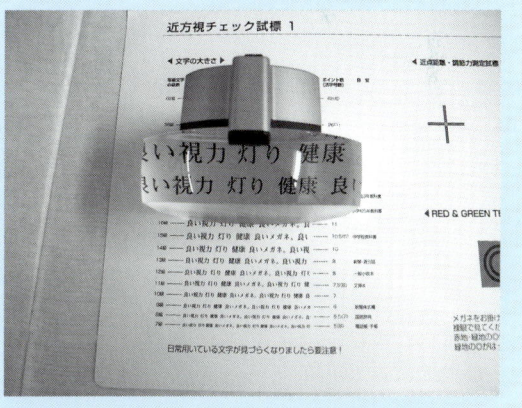

図16　エッシェンバッハ　マクロラックス
置くタイプのルーペでLEDライトが付いている (2.2倍)。

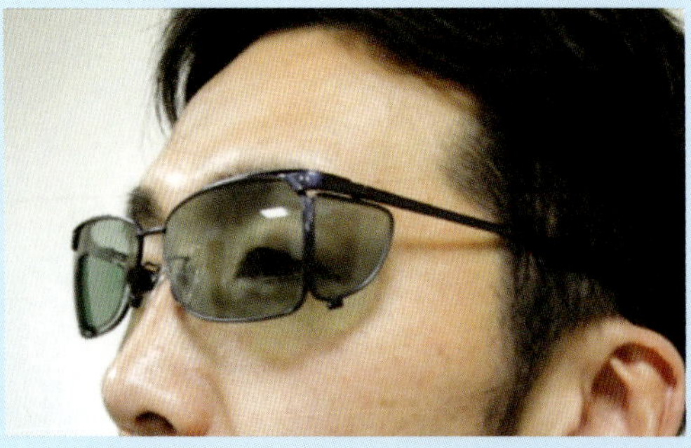

図17 ヴェルジネ（＝フレーム）
横からの光の侵入を防ぐ。写真のレンズはNL。

　a) ＋3.5倍のLEDつき拡大鏡
　b) エッシェンバッハ MAX TV（眼鏡タイプのテレビを見る距離に合わせた拡大鏡）（図3）
　c) 20cmの近用眼鏡　左 V20cm ＝（0.32 × ＋1.50D ◯ cyl-1.50D 90°）
　d) 遮光眼鏡（東海光学 CCP400 NL, FL, LY）
を貸し出しした。

3回目受診時（約2週間後）

　遮光眼鏡を自分の眼鏡の上に掛けると遠くを見たとき見やすい。ただし、前掛け式は重い。拡大鏡はライトがつき、明るく見やすかった。近用眼鏡を掛けると像がすっきり見えるとのことで以下の物を処方した。

1) 遠用眼鏡：遮光眼鏡〔東海光学，CCP400 NL，フレームは横からの光を遮るヴェルジネ（図17）〕に度数を右0，左（0.3 ×-1.50D ◯ cyl－1.50D 90°）とした。
2) ＋3.5倍のLEDつき拡大鏡
3) 近用眼鏡：右0，左（0.32 × ＋1.50D ◯ cyl-1.50D 90°）

　　現在，有効に使用中である。

▶**解説**：遮光眼鏡に関しては，1回目に訴えとして無かったが，2回目に来院したときに話を聞き，試したところ，レンズがあったほうが見やすくなるとのことだった。このことから，1回自宅で試すことにより，2回目の受診時に細かい要望が出てきて対応ができることがある。

（青島明子，佐藤美保）

■ 文　献 ■

1) 阿曽沼早苗：ロービジョンの眼鏡処方，眼科プラクティス，文光堂，24-27，2007.

7 特殊眼鏡処方
B. 保護眼鏡, 着色眼鏡

Ⅰ. 眼鏡処方の臨床

1 保護眼鏡とは何か

眼にとって有害な事象から眼を守るために掛ける眼鏡である。防塵眼鏡も含まれるが,可視光線およびそれに近接した波長域の電磁波が眼に与える障害を防ぐ目的で装用する眼鏡が主体となる。したがって,着色眼鏡と呼ばれることもある。

人は360から830ナノメートルの波長域の電磁波を光として感じるが,その前後の紫外線や赤外線も眼に障害を与える。特に紫外線や赤外線は,光として感じないため本人が気づかないうちに障害を受けることがあり注意が必要である。高温物体を扱う作業(ガラス,溶鉱炉)では,赤外線による白内障を防ぐ目的で,紫外線を扱う作業(半導体,殺菌灯)では前眼部障害を防ぐ目的で保護眼鏡装用が必須となる。こういった特殊な作業以外で保護眼鏡が必要とされるのはどういう場合でしょうか。

2 日常生活で保護眼鏡が必要とされるのは?

日常生活で保護眼鏡が必要とされるのは,①不快な症状の軽快目的で装用する場合,②疾患の進行を遅らせることを期待し残存視機能を有効利用するために装用する場合がある。①では眼透光体に混濁がある場合,光がその部分で散乱することで不快な羞明感が生じる。光の波長が短いほど散乱が強くなるため,この羞明感を軽減するには,短波長部分を減光する波長特性をもつレンズが有効となる。②では,網膜色素変性が代表的である。病状の進行を遅らせることを期待しつつ,残存視機能を有効につかうため,コントラストをよくし,かつ特定波長を減光するフィルターレンズが有効となる。

3 着色眼鏡の選び方は?

単にレンズが着色していればよいわけではない。例えば,可視光線域で減光していても,その前後の紫外線域や赤外線域が減光されていないと,可視光の減光で散瞳する分,紫外線,赤外線による悪影響がむしろ増強されてしまう。さらに,レンズ自体にひずみがあれば眼精疲労などの新たな不定愁訴を持ち込んでしまう。

後者の点では法律上の規程があり,着色眼鏡に,サングラスと表示がある場合,法律上(家庭用品品質表示法に基づく雑貨工業品品質表示規定)の規定では,屈折力がいかなる経線においても±0.125ディオプトリーの範囲内にあり,かつ平行度が0.166プリズムディオプトリ以下であることである。

偏光サングラスではさらに偏光度が90%以上かつ偏光軸のずれが15度以下であるとの条件に適合していることを意味する。これらの条件に適合しない場合はファッショングラスとして区別される。

品質上,サングラスと表示してあればレンズに問題はないが,ファッショングラスと表示してあれば,あくまで外観優先であり,装用によりかえって眼に害を与える可能性がある。そのため,ファッショングラスでは,ラベルの使用上の注意欄に「あまり長時間かけないように」という注記がある。したがって,保護眼鏡の使用にあたりサングラスという表示と波長特性〔紫外線や赤外線は減光されているか,可視光線の減光の程度(視感透過率はいくらか)〕に注意する必要がある。

保護眼鏡，着色眼鏡に対する実際の処方例

1) VDT作業者　不快な画面のちらつきを訴える症例

症例：41歳女性

▶ **主訴**：眼のちらつき　職業：事務職（VDT作業および書類を扱う近見作業が多い）
▶ **現病歴**：最近，VDT画面がギラギラとするのが気になり，眼が疲れやすく感じる。よく見えるので眼鏡は持っていない。
所持眼鏡：なし
▶ **現症**：自覚的屈折検査（オートレフラクトメータ参考）
　　RV = 1.0 (n.c.)　　LV = 0.9 (1.2 × + 0.25D)
前眼部，中間透光体，眼底に異常を認めない。
眼位：正位
瞳孔間距離：62mm
▶ **患者への説明**：VDT画面のちらつきに対する不快感に，老視初期にみられる，近くを見るときに起きる眼精疲労が加わり今の症状が起きたのでしょう。まだ老視は初期で，これまで眼鏡を掛け慣れておられないので，60cmくらいが無理なくみえる単焦点の眼鏡を試してみましょう。画面のちらつきに対しては短波長をカットする薄い色の入ったレンズを試してみましょう。

眼鏡処方の手順：
メジャーを用いて瞳孔間距離を測定すると62mmであった。
遠用適正度数の検出：
　検眼枠（62mm）に自覚的屈折検査値の球面度数に＋3.00Dを加え雲霧し，雲霧量を減らしつつ測定。RV =（1.2 × + 0.25D）　　LV =（1.2 × + 0.50D）
装用度数の設定と仮装用：
　作業距離70cmを想定し，遠用度数にS＋1.50Dを加えた右S＋1.75D　左S＋2.00Dのレンズを，レンズ中心間距離60mmの検眼枠に入れ仮装用。デスクワーク時の状況を想定して書類等を見てもらう。もう少し，遠方よりの所が見えるほうがよいとのことであったので，加入度数をS＋0.25D減らし，右S＋1.50D　左S＋1.75Dにて再度，仮装用してもらう。装用後，不快感はなく楽になったように思うとのことであったので，処方度数を決める。画面のぎらつきに対しては，デザイン等の色を扱う職種でないこと，短波長光が光の散乱の点で問題を起こすことから，遮光レンズのトライアルレンズ（58頁，図1参照）を装用させVDT画面を見せたところCCP-AC（東海光学）がよいように思うとの返答であったため，この色で処方した。
装用1カ月後再診時の患者の感想：以前より楽になった。
▶ **解説**：本例は，老視初期でこれまで裸眼視力がよく自分では眼がよいという自信があった人である。累進屈折力レンズとせず，単焦点眼鏡としたのは，これまで眼鏡装用の経験がなく，初めての眼鏡であるためと，累進屈折力レンズにした場合，レンズ上，使用できる範囲が狭く，像のゆれ，ひずみを訴えやすいためである。単焦点では，レンズ全面が使用でき，使いやすい利点がある。ただし，このような患者へは，ピントを合わせる能力が今後急速に低下してくるため，今回作成した眼鏡が何年ももたず，作り変えていく必要があること，ゆくゆくは累進屈折

折力眼鏡が使いやすくなるので，そのために，とにかく眼鏡に慣れることが大事であることを説明しておいたほうがよい。

また，この症例では，色を扱うデザイン関連の職種ではないため，まぶしさを生じる短波長の光を減少させ，コントラストの改善が期待されるイエロー系の遮光レンズを使用した。もしも，色を扱う職業の方であれば，全波長域でほぼ均等に減光し，色再現性のよいレンズすなわちニュートラルグレーが望ましい。しかし，この場合には濃くすると暗くみえにくくなる点に注意が必要である。

2) 白内障術後まぶしさを訴える症例

症例：65歳男性

▶ **主訴**：白内障手術後，まぶしく，白っぽく見える。
▶ **現病歴**：1年前から，かすんで見えにくくなったため，眼科を受診した。両眼白内障を指摘されたので，手術を受け，眼内レンズを挿入された。術前より見えやすくはなったが，全体が白っぽく見えまぶしく感じる。特に屋外が辛い。術後3カ月たち，眼鏡を作りたい。累進屈折力眼鏡は術前に使っていたものがあるが，術後は全く合わず使えない。
▶ **現症**：オートレフラクトメータを参考にした自覚的屈折検査
　　RV = 0.6（1.0 × − 1.25 D ◯ cyl-1.50 D180°）
　　LV = 0.5（1.0 × − 1.50 D ◯ cyl-1.75 D180°）
前眼部，中間透光体，および眼底：角膜に軽度混濁あり
眼位：正位
瞳孔間距離：68 mm
▶ **患者への説明**：白内障手術により茶色に色づいた水晶体を除去し透明な眼内レンズに変えたため白っぽく見えたのでしょう。さらに，軽度の角膜混濁がまぶしさの感覚を強めている可能性があります。混濁による光の散乱を抑えるため短波長の光をカットし，さらに色の見え方を以前の状態に近づけるため，白内障術後用に作られた遮光レンズを試してみましょう。累進屈折力眼鏡をこれまで使われていたため，今回も累進屈折力レンズとしましょう。

眼鏡処方の手順：

瞳孔間距離の測定：メジャーを用いて瞳孔間距離を測定すると，68 mmであった。
適正度数の検出：レンズ中心間距離68 mmの検眼枠を使用し，レンズ交換法により球面度数，円柱度数，軸を決定。その結果，RV =（1.2 × − 1.25 D ◯ cyl − 1.25 D180°）　LV =（1.2 × − 1.50 D ◯ cyl − 1.25 D180°）が得られた。
試し装用：レンズ中心間距離68 mmの検眼枠に
　右眼）S − 1.25 D：C − 1.25 D Ax180°　加入度 + 2.00 D
　左眼）S − 1.50 D：C − 1.25 D Ax180°　加入度 + 2.00 D
を挿入して仮装用を行った。見え方はこれでよいとの返事であったが，室内でもまぶしさを感じるため，説明しておいた白内障術後用の遮光レンズのトライアルキット（58頁，図1参照）を使用し患者の感想を聞いたところCCP400-NAでまぶしさが軽快し，コントラストがよくなるとのことであっ

たので，この度数とカラーで処方した。
装用1カ月後のコメント：常用している。
▶**解説**：白内障術後の患者から，まぶしいので市販のサングラスを適当に買えばよいかという質問を受けることがある。この場合，サングラスは単に色つき眼鏡ではいけないことを説明しなければならない。すなわち，レンズが眼に悪影響を及ぼす光の波長域をカットできていることと，光学的な性能が満足されていることが重要であることを説明する必要がある（図1）。

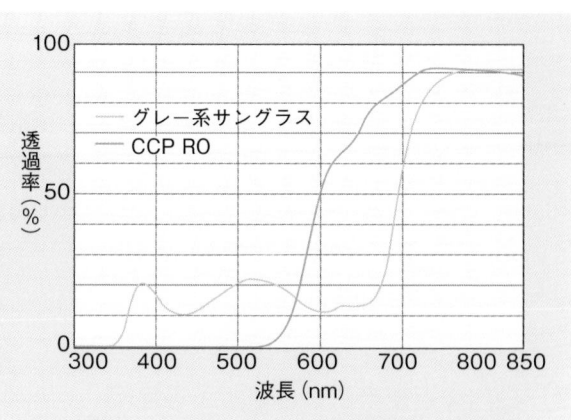

図1　グレーサングラスレンズと遮光レンズの比較
グレーサングラスレンズではほぼ全波長域にわたり透過率が低くなっている。そのため，暗くなる。遮光レンズでは500nm以下がカットされているがそれ以上の波長域では透過率をよくしてあるのでまぶしさが軽減される割に明るく感じる。

粗悪なレンズでは見かけは濃いレンズでも，短，長波長域を通すためかえって眼に有害な影響を及ぼす場合がある。白内障術後用としてCCP400（東海光学），レチネックスソフト（HOYA）がある。これらのレンズは遮光レンズとしての機能をもつため，特定波長をカットでき，今回の症例のような場合の症状の軽快に有効である。通常の単焦点レンズのほかに非球面レンズ，累進屈折力レンズ，2重焦点レンズの処方も可能であるため，術後の眼鏡として利用しやすい。

3）網膜色素変性の症例

症例：40歳女性，無職

▶**主訴**：まぶしい。明るい所から暗い所にいくと見えるようになるのに暇がかかる。
▶**現病歴**：全体が白っぽく見えまぶしい。網膜色素変性を以前に指摘されている。視野が狭いことには気がついていたが放置していた。眼鏡は近用眼鏡のみ持っている。
▶**現症**：オートレフラクトメータを参考にした自覚的屈折検査
　　RV＝0.1（0.3×－0.75D ◯ cyl-1.50D180°）　　LV＝0.1（0.3×－1.00D ◯ cyl-1.75D180°）
前眼部，中間透光体に異常を認めない。
眼底：後極部を除き骨小体様色素斑と脱色素を認める。
眼位：正位
瞳孔間距離：62mm
▶**患者へ説明**：網膜色素変性があるので，まぶしさを減らすため，遮光眼鏡という特定の波長をカットしてくれるサングラスを試して見ましょう。

眼鏡処方の手順：
瞳孔間距離の測定：メジャーを用いて瞳孔間距離を測定すると，62mmであった。
適正度数の検出：レンズ中心間距離62mmの検眼枠を使用し，レンズ交換法により球面度数，円柱度数，軸を決定。その結果，

RV = (0.4 × − 0.50D ◯ cyl − 1.25D 180°)
LV = (0.4 × − 0.75D ◯ cyl − 1.50D 180°)
が得られた。

試し装用：レンズ中心間距離62mmの検眼枠に
　　右眼）S − 0.50D：C − 1.25D Ax180°
　　左眼）S − 0.75D：C − 1.50D Ax180°
を挿入して仮装用を行った。見え方はこれでよいとの返事であったが，室内でもまぶしさを感じるため，説明しておいた遮光レンズのトライアルキットを使用し患者の感想を聞いたところCCP-OYでまぶしさが軽快し，コントラストがよくなるとのことであったので，この度数とカラーで処方した。

装用1カ月後のコメント：常用している。

▶**解説**：網膜色素変性では，明るい所から暗い所へ入ったとき見えにくいということを訴える現象が起きる。健常者に比べ暗順応が遅いために起きることである。遮光レンズを装用すると500nm以下の光がカットすることができる。屋外にいるときに遮光レンズを装用しておけば，暗い所を見るときに働く杆体の感受性が最も高い波長(550nm)に近い500nm以下の光をカットできるので，既に杆体が暗順応している状態を作り出すことが可能である。そのため，室内に入ったときに遮光眼鏡をはずせば暗順応の時間が短縮され暗い所が見えやすくなる。さらに，グレアやまぶしさの原因となる短波長光を遮光レンズでカットすることでコントラストがよくなり見やすくなる効果がある。CCP，CCG（東海光学），RETINEX（ホヤ），ビーダハード5（ニコン）などが遮光レンズとして販売されている。

　注意点は，室内と室外では見えやすい色が異なる場合があり，色の濃さも屋外では濃いものを，室内では薄いものを考える必要がある。一般的に，屋外では暗く感じる茶系，屋内では明るく感じる黄色系が好まれる傾向にあり，そのため，屋外用と屋内用の二つを考慮しつつ，テストレンズを十分に装用させ，その人が見えやすいと納得する色を選ぶのがポイントである。外見よりも本人の見えやすさを重視する必要がある。家族の人がこんなはでな色とためらっても本人が見えやすいという遮光レンズを選ぶべきである。さらに網膜色素変性に対しては側方からの光を防ぐサイドシールドがついた眼鏡(66頁，図17参照)もあり，まぶしさの軽減という点で効果的である。なお，網膜色素変性，白子（症），先天無虹彩，錐体杆体ジストロフィーでは障害者手帳があれば遮光眼鏡に対する補助が受けられる。

（平井宏明）

= ■ 文 献 ■ =

1) 平井宏明：サングラス．眼科診療プラクティス9．屈折異常の診療．文光堂，130-134, 1994.

7 特殊眼鏡処方
C. ダイビング用ゴーグル

I. 眼鏡処方の臨床

はじめに

ダイビング用ゴーグルには1眼式と2眼式があり，タイプによっては，ゴーグル自体に矯正度数を入れることができる（図1）。

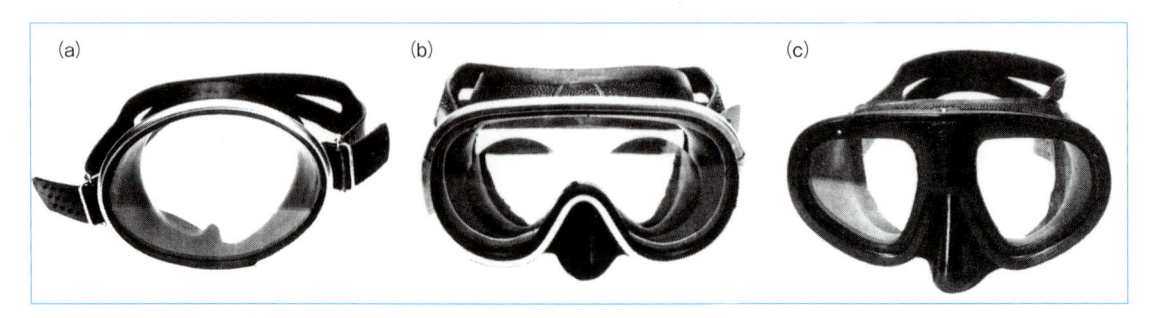

1 ダイビング用ゴーグルの処方

ダイビング用ゴーグルに矯正度数を入れる場合の留意点は二つある。

一つは角膜頂点間距離による補正である。通常の眼鏡レンズでは角膜頂点間距離が12mmになるように処方される。しかし，ダイビング用水中ゴーグルはゴーグルのフィッティング状態によって頂点間距離が異なり，実際に装着してみないとわからない。また，空気中と水圧がかかった状態では異なることも考慮する必要がある。頂点間距離による度数補正はコンタクトレンズ処方の場合にも行うが，通常は±4ジオプトリを超えると必要になる（表1）。

もう一つは，水の屈折率の影響である。空気の屈折率を1.00としたときに，水の屈折率はおよそ1.33である。このため水中での光の波長は空気中よりも短く，水中では物が大きく（1.33倍）かつ近づいて（0.75倍）見える。しかし，近方を見るためには，空気中よりも大きな調節量を必要とする。

調節力が十分にある場合には，水中の屈折率を考慮する必要はほとんどない。しかし，調節力が低下した眼では，日常生活では老視を意識していない場合でも，水中では近方視障害を訴えることがある。例えば，40歳の平均調節力は4ジオプトリといわれており，完全矯正の眼鏡を装用して，4ジオプトリの調節力を働かせれば25cmの距離を明視できる。

しかし，水中では4ジオプトリの調節を行っても $25 × 1.33 = 33.25$ cmまでしか明視することができないため，近見障害を自覚する。ダイビングの目的によっては，度数補正を考慮する必要がある。すなわち水中の透明度が高く，水中の鑑賞を目的とする場合には，調節力が十分にある年齢で

図1 ダイビング用ゴーグル
(a) 1眼式水中マスク：レンズの空間が鼻まで覆っているタイプ
(b) 1眼式レンズ加工水中マスク：視力補正加工がなされており，レンズと鼻の覆いが一体化しているタイプ
(c) 2眼式水中マスク：2眼式水中マスクは，片方または両方で視力補正用レンズの装着ができるタイプ
（「スキンダイビング入門」，1979，深井要，土屋書店，70-72）

表1 レンズの頂点間距離補正

頂点間距離	10		15		20		25	
	頂点間距離10mm		頂点間距離15mm		頂点間距離20mm		頂点間距離25mm	
追加屈折値 [D]	補正屈折値 − [D]	補正屈折値 + [D]	補正屈折値 − [D]	補正屈折値 + [D]	補正屈折値 − [D]	補正屈折値 + [D]	補正屈折値 − [D]	補正屈折値 + [D]
4.00	−3.97	+4.03	−4.05	+3.95	−4.13	+3.88	−4.22	+3.80
4.25	−4.21	+4.29	−4.30	+4.20	−4.40	+4.11	−4.50	+4.03
4.50	−4.46	+4.54	−4.56	+4.44	−4.67	+4.34	−4.78	+4.25
4.75	−4.71	+4.80	−4.82	+4.68	−4.94	+4.58	−5.06	+4.47
5.00	−4.95	+5.05	−5.08	+4.93	−5.21	+4.81	−5.35	+4.69
5.25	−5.20	+5.31	−5.33	+5.17	−5.48	+5.04	−5.63	+4.91
5.50	−5.44	+5.56	−5.59	+5.41	−5.75	+5.27	−5.92	+5.13
5.75	−5.68	+5.82	−5.85	+5.65	−6.03	+5.50	−6.21	+5.35
6.00	−5.93	+6.07	−6.11	+5.89	−6.30	+5.73	−6.51	+5.57
6.25	−6.17	+6.33	−6.37	+6.13	−6.58	+5.95	−6.80	+5.78
6.50	−6.42	+6.59	−6.63	+6.38	−6.86	+6.18	−7.10	+5.99
6.75	−6.66	+6.84	−6.89	+6.62	−7.14	+6.40	−7.40	+6.21
7.00	−6.90	+7.10	−7.15	+6.86	−7.42	+6.63	−7.70	+6.42
7.25	−7.15	+7.36	−7.41	+7.10	−7.70	+6.85	−8.00	+6.63
7.50	−7.39	+7.61	−7.67	+7.33	−7.98	+7.08	−8.31	+6.83
7.75	−7.63	+7.87	−7.93	+7.57	−8.26	+7.30	−8.62	+7.04
8.00	−7.87	+8.13	−8.20	+7.81	−8.55	+7.52	−8.93	+7.25
8.25	−8.12	+8.39	−8.46	+8.05	−8.83	+7.74	−9.24	+7.45
8.50	−8.36	+8.65	−8.72	+8.29	−9.12	+7.96	−9.56	+7.65
8.75	−8.60	+8.91	−8.99	+8.53	−9.41	+8.18	−9.87	+7.86
9.00	−8.84	+9.16	−9.25	+8.76	−9.70	+8.40	−10.19	+8.06
9.25	−9.08	+9.42	−9.51	+9.00	−9.99	+8.61	−10.51	+8.26
9.50	−9.32	+9.68	−9.78	+9.24	−10.28	+8.83	−10.84	+8.46
9.75	−9.56	+9.94	−10.04	+9.47	−10.57	+9.04	−11.17	+8.65
10.00	−9.80	+10.20	−10.31	+9.71	−10.87	+9.26	−11.49	+8.85
10.25	−10.04	+10.46	−10.58	+9.94	−11.17	+9.47	−11.83	+9.04
10.50	−10.28	+10.73	−10.84	+10.18	−11.46	+9.69	−12.16	+9.24
10.75	−10.52	+10.99	−11.11	+10.41	−11.76	+9.90	−12.50	+9.43
11.00	−10.76	+11.25	−11.38	+10.65	−12.06	+10.11	−12.84	+9.62
11.25	−11.00	+11.51	−11.64	+10.88	−12.36	+10.32	−13.18	+9.81
11.50	−11.24	+11.77	−11.91	+11.12	−12.67	+10.53	−13.52	+10.00
11.75	−11.48	+12.03	−12.18	+11.35	−12.97	+10.74	−13.87	+10.19
12.00	−11.72	+12.30	−12.45	+11.58	−13.27	+10.95	−14.22	+10.38
12.25	−11.96	+12.56	−12.72	+11.82	−13.58	+11.16	−14.57	+10.57
12.50	−12.20	+12.82	−12.99	+12.05	−13.89	+11.36	−14.93	+10.75
12.75	−12.43	+13.08	−13.26	+12.28	−14.20	+11.57	−15.28	+10.94
13.00	−12.67	+13.35	−13.53	+12.51	−14.51	+11.78	−15.64	+11.12

表2 度入りダイビング用ゴーグル制作範囲

既製レンズ度数制作範囲
S－1.00D～－8.00D
（－0.50Dステップ）

オーダーレンズ度数制作範囲
S＋C＝－10.00D（Cは－5.00Dまで）
S＋C＝＋5.00D（Cは＋3.00Dまで）
Sのみなら＋8.00Dまで
（0.25Dステップ）

表3 遠近両用ダイビング用ゴーグル制作範囲

バイフォーカルレンズ制作範囲
S＋C＝－6.00D（Cは－3.00Dまで）
S＋C＝＋3.00D（Cは＋2.00Dまで）
Sのみなら＋8.00Dまで
（0.25Dステップ）
加入度数（add）
＋1.00～＋3.00D（0.50Dステップ）

は，通常使用している眼鏡度数に頂点間距離補正（表1）をして処方する［制作範囲に注意（表2）］。しかし，生態や環境調査などで手元の作業を必要とする場合には，水中で25cmの距離を明視するために必要な調節力は5.3ジオプトリ（空気中では4ジオプトリ）であることを考慮する必要がある。ダイビング用ゴーグルにも遠近両用の二重焦点レンズも準備されている（表3）。

ダイビング用ゴーグルに対する実際の眼鏡処方例

1）スキューバダイビングを始めた近視の症例

症例：23歳男性

▶ **主訴**：スキューバダイビングを始めたので，度入りの水中ゴーグルを作りたい。

▶ **現病歴**：中学生から，眼鏡を装用している。2週前からスキューバダイビングの講習を受け始めたが，眼鏡を外して水中ゴーグルを使用するとほとんど見えない。度入りの水中ゴーグルがあると聞いたので，処方して欲しい。

▶ **現症**：
オートレフラクトメータを参考にした自覚的屈折検査
　　RV ＝ 0.08（1.5 × －6.50D）
　　LV ＝ 0.08（1.5 × －6.50D）

▶ **所持眼鏡**：右眼）S － 6.00D，左眼）S － 6.00D
　所持眼鏡による視力　遠方）右眼：1.0　左眼：1.0　両眼：1.2
　　所持眼鏡の心取り点間距離は64mmだった。
　　眼位，眼球運動，前眼部，中間透光体，眼底に異常を認めない．
瞳孔間距離　64mm

▶ **患者への説明**：通常の眼鏡は角膜から12mmの距離にレンズが設置されますが，ダイビング用ゴーグルは通常，24mmくらいの距離になります。現在お使いの眼鏡度数が－6.00Dですので，これを頂間距離補正しますと，－6.51Dとなります。空気中の完全矯正度数は－6.50Dですので，空中で使用すると常用の眼鏡よりも少し強い感じがするかもしれませんが，－6.50Dで設定してみましょう（表2）。
処方ゴーグル度数：右－6.50D，左－6.50D
使用後の患者のコメント：裸眼ではよく見えなかったし，ソフトコンタクトレンズは途中でご

ろごろしてきて嫌な思いをしていたが，矯正レンズ入りゴーグルにしてから，見え方も安定していて快適だった。
▶ **解説**：症例の年齢では近方視障害を考慮する必要がない。また，ダイビングの初心者であり，それほど水深の深く潜水しないと考えられたので，水圧による頂間距離変化も考慮しないで，通常の眼鏡程度の矯正が水中でも発揮できるように処方した。

2) スキューバダイビングをしているが，水中で遠くが見づらい症例

症例：42歳女性

▶ **主訴**：スキューバダイビングを行っているが，水中で遠くが見づらい。
▶ **現病歴**：高校生から，眼鏡を装用している。8年前にスキューバダイビングを初めて，度入りのゴーグルを使用しているが，水中で近くが見づらくなってきた。通常の事務作業では全く問題はない。
問診：ダイビング用ゴーグルの度数は，眼鏡と同じ度数で使用している。最近では10m近くまで潜水することもある。遠くはあまり見えなくてもよいので，手元がしっかり見えるようにしたい。
▶ **現症**：
オートレフラクトメータを参考にした自覚的屈折検査：
　　RV = 0.08 (1.2 × - 8.00D)
　　LV = 0.08 (1.2 × - 8.00D)
所持眼鏡：右眼) S - 8.00D　　左眼) S - 8.00D
所持眼鏡による視力　遠方) 右眼：1.0　　左眼：1.0　　両眼：1.2
　所持眼鏡の心取り点間距離は62mmだった。
　眼位，眼球運動，前眼部，中間透光体，眼底に異常を認めない。
瞳孔間距離　62mm
他覚的調節力　右眼：1.25D，左眼：1.25D
▶ **患者への説明**：現在使用中の眼鏡はほぼ完全矯正に設定されていて，他覚的調節力は1.25Dですから，自覚的にはこれよりも0.75D程度加わりますので，2.00Dの調節力が利用できます。近方視に不自由を感じないぎりぎりです。この度数では水中では，手元は辛いでしょう。ダイビング用ゴーグルの度数はお使いの眼鏡度数よりも - 1.00Dだけ下げて，- 7.00Dに設定してみましょう。この度数ならば，頂間距離が20mm程度になったとしても，空気中での換算値は - 6.63Dくらいですので，手元はかなり楽になるでしょう。
処方ゴーグル度数：右 - 7.00D，左 - 7.00D
使用後の患者のコメント：確かに遠くの見え方もそれほど問題はなく，手元はとてもよく見えて快適だった。
▶ **解説**：ダイビング用ゴーグルならばバイフォーカルを考慮する年齢と考える。しかし，遠くの見え方にこだわりがなければ，単焦点レンズのほうが，視野が広く取れて，手元の見え方は快適である。遠方視に妥協できるかが決め手になる。

3) 水中で遠くも近くも見づらい症例

症例：44歳男性

▶ **主訴**：水中の調査を行っているが，水中で遠くも近くも見づらくなった。

▶ **現病歴**：中学生から，眼鏡を装用している。スキューバダイビング歴は10年以上になるが，ダイビング用ゴーグルの度数が合わなくなった。

問診：ダイビング用ゴーグルの度数は，両方とも−3.50Dを使用している。職業上，遠くも近くも見えるようにしたい。

▶ **現症**：

オートレフラクトメータを参考にした自覚的屈折検査：
  RV = 0.2 (1.2 × −4.25D)
  LV = 0.2 (1.2 × −4.25D)

所持眼鏡：右眼) S − 3.00D　　左眼) S − 3.00D
所持眼鏡による視力：遠方) 右眼：0.7　左眼：0.7　両眼：0.9
　所持眼鏡の心取り点間距離は66mmだった。
　眼位，眼球運動，前眼部，眼底に異常を認めない。
中間透光体：水晶体に軽度の核硬化を認める。
瞳孔間距離　66mm
他覚的調節力　右眼：0.75D，左眼：0.75D

▶ **患者への説明**：水晶体の核硬化による近視の進行かもしれません。遠くの度数を上げれば，手元は現在よりもさらに見づらくなりますので，遠近両用レンズをお勧めします（表3）。

試し装用：検眼枠に両S−4.00D 加入度+1.50D（二重焦点レンズ）を挿入し，検眼枠の鼻パッドに当てものをして，頂間距離が20mmくらいになるようにして，試し掛けをしたところ，空気中では満足できそうであった。

▶ **処方ゴーグル度数**：右−4.00D 加入度+1.50D，左−4.00D 加入度+1.50D（バイフォーカル）

使用後の患者のコメント：空気中を歩くときには近用部分が邪魔になるが，水中ではほとんど気にならず，遠くも見えるし，手元の作業も辛くなくなった。

▶ **解説**：水中では屈折率の関係で，空気中よりもわずかに早く老視を意識することになる。ダイビング用ゴーグルにもバイフォーカルレンズがオーダーメイドながら準備されているので，利用されたい。ただし，単焦点レンズに比べて，制作範囲が狭いので，注意が必要である。

おわりに

水中でものを見るためには，水中での屈折を考慮した度数の設定が必要である。頂間距離と調節力を考慮し，ダイビング目的に応じて度数を設定する必要がある。これに比べて，スイミング用ゴーグルの場合には，プールサイドでの見え方を重視する処方が好まれることが多く，通常使用の眼鏡と同じレンズ度数で問題はない。レンズの制作範囲も広い（図2）。

（梶田雅義）

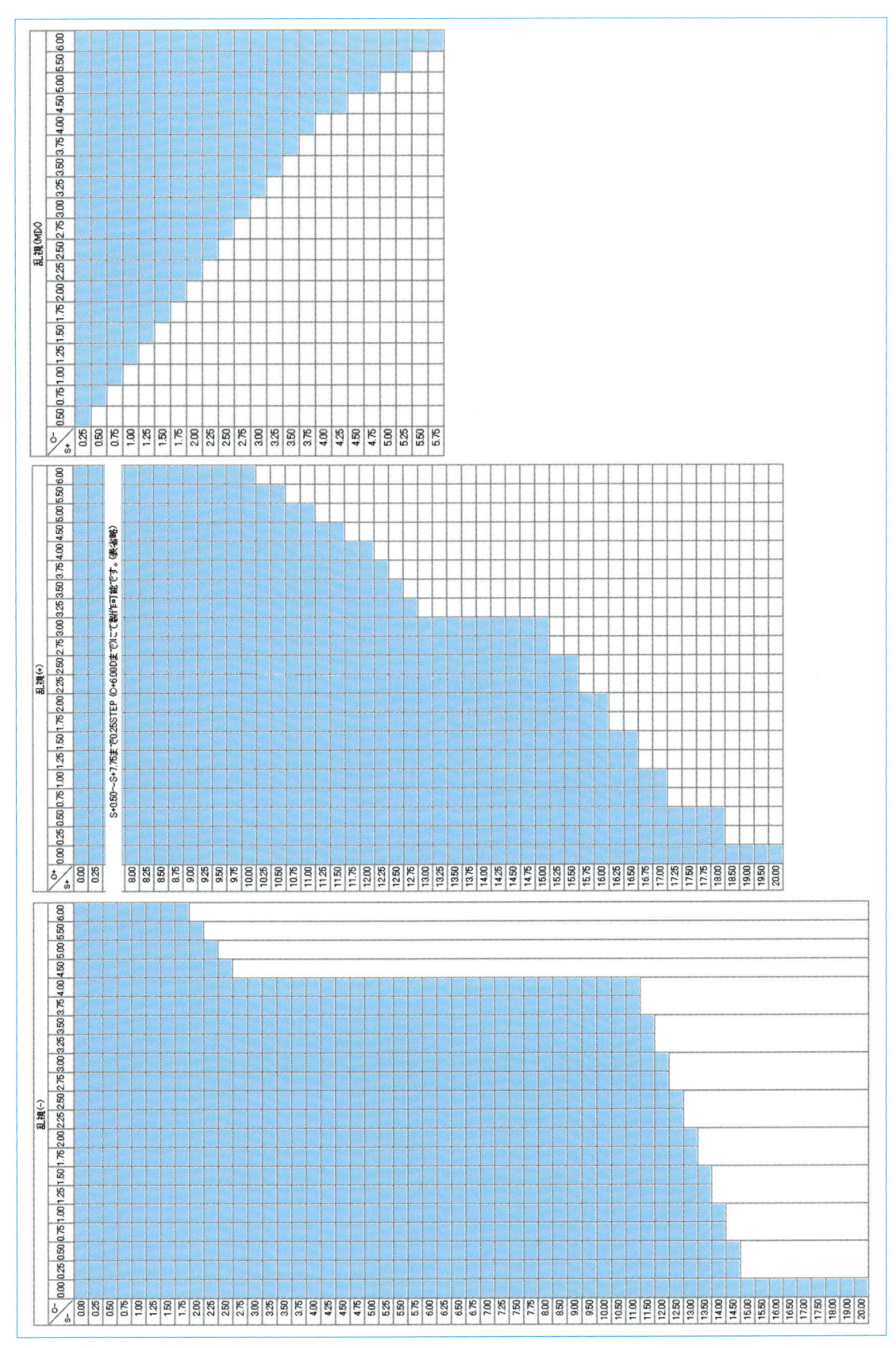

図2 スイミング用ゴーグル制作範囲

II

眼鏡処方の基礎

II. 眼鏡処方の基礎

1 眼鏡処方に必要な眼光学の知識

眼鏡は眼から離して装用しているので，コンタクトレンズのように角膜に密着して装用している場合と違って，種々の光学的な問題があり，眼鏡処方上，注意が必要である。そこで，眼鏡処方に必要と思われる眼光学について述べる。

1 眼鏡レンズの屈折力（後頂点屈折力 back focus）の表し方[1]

レンズの屈折力（D）はそのレンズの焦点距離（m）の逆数で表す。薄いレンズの場合にはレンズの中心から焦点までの距離を焦点距離としているが，厚いレンズの場合にはレンズの基点としては特殊な点である主点から焦点までを焦点距離としている（図1）。しかし，眼鏡レンズではレンズの後面頂点からそのレンズの焦点までを焦点距離として，この逆数を眼鏡レンズの屈折力としている（図2）。そこで，遠方視ではどのような形状のレンズでも眼に対する効果は同じになる。例えば，両凸，両凹検眼レンズで検眼して，できた眼鏡レンズがメニスカスレンズでも遠方視では眼に対する効果は同じである（図3）。しかし，近方視では効果が違ってくる。強いレンズ，例えば＋13〜14Dのレンズで0.50D程度である。

図1 薄いレンズと厚いレンズ

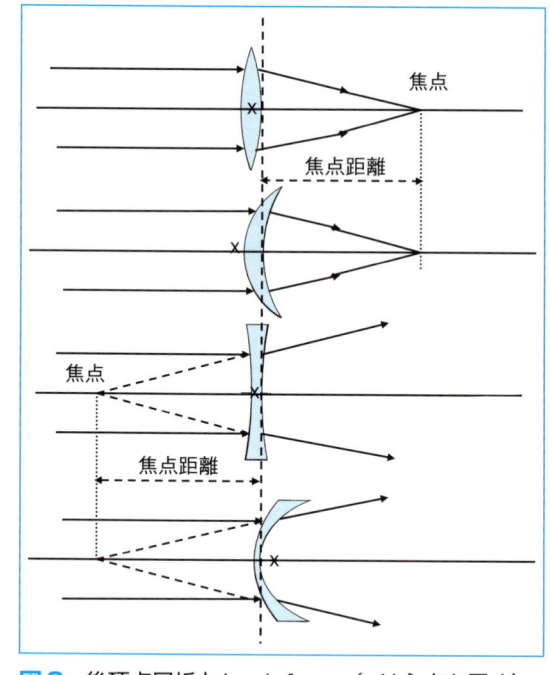

図2 後頂点屈折力 back focus（xは主点を示す）

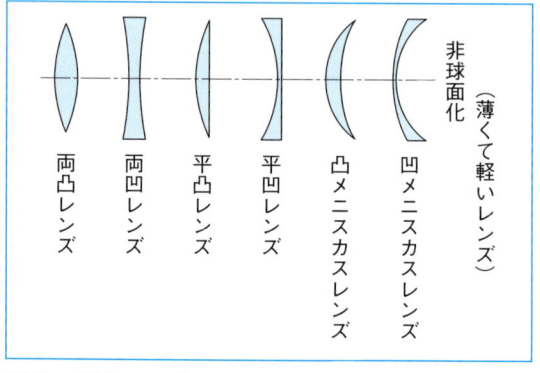

図3 眼鏡レンズの形状（両凸レンズ，両凹レンズ，平凸レンズ，平凹レンズ，凸メニスカスレンズ，凹メニスカスレンズ，非球面化（薄くて軽いレンズ））

検眼レンズにメニスカスレンズを使用する場合には裏表を間違えないことが大切である。

2 プリズムレンズ[1]

平行でない二つの平面で囲まれた透明光体をプリズムという。二つの平面が交差する位置を頂点,頂点のなす角を頂角,頂角と向かい合う底辺を基底という。光線はプリズムレンズを通過すると基底方向に屈曲する。この現象をプリズム作用という。眼科領域ではプリズムの単位量としてプリズムジオプトリー(Δ)を用いている。この単位は1mの距離で$x$cm光を偏向させるプリズムの強さで$x\Delta$で表す(図4)。角度(度)との関係は $1\Delta \fallingdotseq 0.55°$ である。

［例］プリズムを通過した光が1mの距離で3cm偏向した場合のプリズム度は3プリズムジオプトリー(Δ)である。これを"度"で表すと,$0.55 \times 3 = 1.65°$になる。

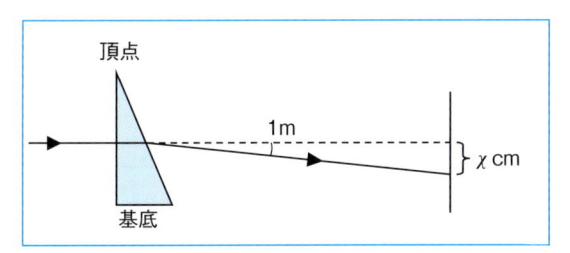

図4 プリズムジオプトリー

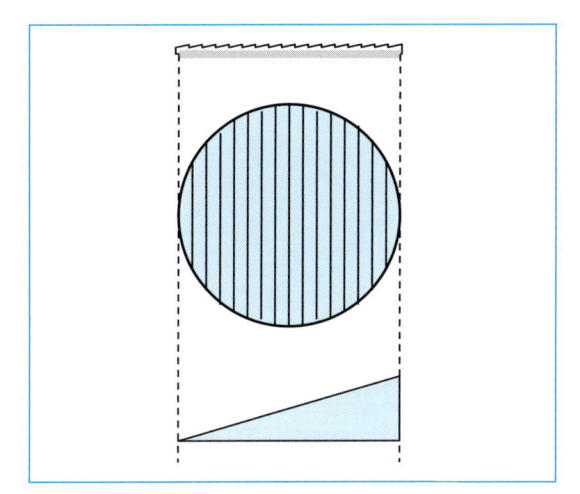

図5 フレネル Fresnel 膜プリズムレンズ

通常,眼鏡でプリズム処方をする場合は両眼に2〜3Δが限度である。これ以上の矯正が必要な場合は十分に装用練習をする。また,フレネル Fresnel 膜プリズムを処方することもある。これは,小さなプリズムの集まりで軟質のビニールでできていて眼鏡レンズの内側に張って用いる(図5)。かなりの度数でも装用可能であるが,解像力が劣り15Δ以上を装用させると視力が低下する[2]。

3 眼鏡レンズの眼に対する矯正効果[1]

眼鏡レンズは角膜頂点の前方12mmの位置に装用されているので,この眼鏡レンズによる眼の矯正効果は眼鏡レンズそのものの屈折力ではない。すなわち,眼鏡レンズの後頂点屈折力L(D),頂点間距離k(m)とすれば,角膜頂点屈折力A(D)は式(1)のごとくになる(図6)。

$$A = \frac{L}{1 - kL} \quad \cdots\cdots\cdots\cdots\cdots (1)$$

［例］＋5.00Dあるいは－5.00Dのレンズを頂点間距離12mmの位置に装用したときの角膜頂点屈折力はそれぞれの

$$A = \frac{+5.00}{1 - (0.012) \times (+5.00)} = +5.32D$$

$$A = \frac{-5.00}{1 - (0.012) \times (-5.00)} = -4.72D$$

のごとくなり,＋5.00Dでは眼に対する効果はやや強く,－5.00Dのレンズではやや弱くなる。

また,12mmより離して装用した場合には,プ

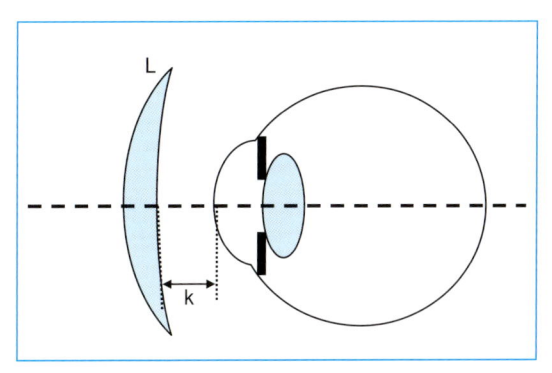

図6 眼鏡レンズによる矯正効果

ラスレンズでは眼に対する効果はさらに強くなり，マイナスレンズでは弱くなる。12mmより近く装用した場合は逆になる。近視の場合，頂点間距離（レンズの後頂点から角膜頂点までの距離）12mmに装用させて検眼して処方した眼鏡を12mmより近く装用した場合には過矯正になるので，注意が必要である。

眼の屈折度は原則として，眼鏡レンズの屈折力で表す。

4 眼鏡レンズによる網膜像の拡大・縮小効果[1]

眼鏡は角膜頂点から離して装用しているので，レンズによる拡大・縮小効果が起こる。眼鏡レンズの後頂点屈折力 $L(D)$，頂点間距離 $k(m)$，レンズの厚さ $t(m)$，レンズの屈折率 n，レンズの前面屈折力 L_1 とすれば，眼鏡による像の拡大効果 spectacle magnification (SM) は式(2)のごとくなる（図7）。

$$\text{SM} = \overbrace{\left[\frac{1}{1-kL}\right]}^{\text{Dioptric factor}} \overbrace{\left[\frac{1}{1-\frac{t}{n}L_1}\right]}^{\text{Shape factor}} \xrightarrow{t \to 0} \frac{1}{1-kL} \fallingdotseq 1+kL \cdots (2)$$

この式でレンズの前面屈折力 (L_1) は拡大効果に関係があり，遠近両用レンズなどで近用部を付加するときにはレンズ後面に付加するほうがよく，最近の累進屈折力レンズは後面累進や後面トーリックになってきている。

式(2)のSMを％で示すと SM(％) ≒ kL になる。この場合の頂点間距離 k は cm で表す。

[例] ＋10.00Dのレンズを1.2cmに装用した場合は網膜像の拡大は12％になる。－10.00Dの場合は12％の縮小になる。

円柱レンズでは軸と直角方向に度があるので，凹の円柱レンズの軸が水平方向（直乱視）では度は垂直方向にあり，垂直方向で像は小さく見える。また，軸が垂直方向（倒乱視）では水平方向の像は小さく見え，あたかも装用者は背が高くなったように感じる（図8）。

5 ナップ Knapp の法則[1]

軸性屈折異常のときに眼鏡レンズを眼の前焦点の位置（角膜頂点から15.7mm）に装用させると網膜像の拡大・縮小は起こらないという法則である（図9）。すなわち，眼の前焦点を通過した光線は眼内に入ると平行になる（平行光線がレンズに入

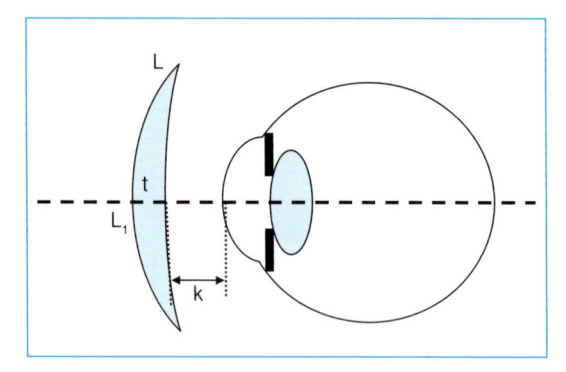

図7 眼鏡レンズの拡大・縮小効果

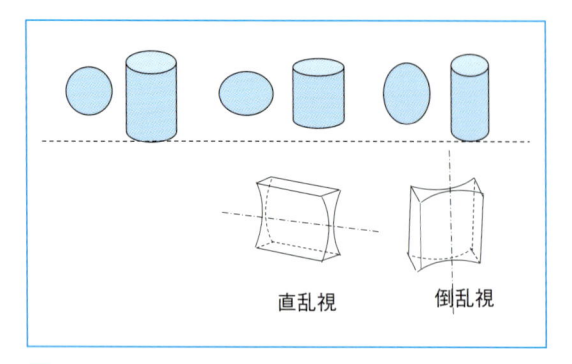

図8 直乱視と倒乱視の拡大・縮小効果による見え方

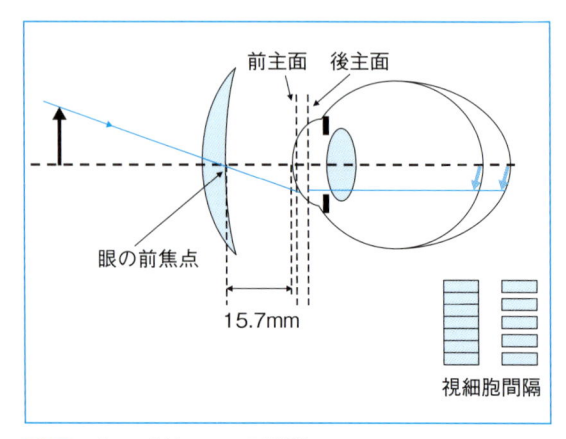

図9 ナップ Knapp の法則

射すると焦点を通る）。しかし，一般に眼鏡は角膜頂点から12mmの位置に装用されていること，屈折異常は純粋に軸性とは限らず屈折性の要素も含まれていること，近視では眼球伸展に伴う視細胞間隔の拡大がある[3]ことや上位中枢の関与などがあり，実際の眼鏡処方では通用しないことが多い。しかし，不同視眼の眼鏡処方では頂点間距離を15mmくらいに変更して，ニューアニセイコニアテスト New Aniseikonia Test などで不等像視を測定したうえで，処方することも可能である。

6 プレンティス Prentice の公式[1]

レンズはプリズムの集まりである。そこで，このプリズム効果を利用して斜位眼の眼鏡処方に際して，心取り点間距離を加減して処方することがある。凸レンズと凹レンズでは図10のようなプリズムで置き換えることができる。そこで，レンズの中心（光心）から離れた位置ではプリズム効果を生じる。レンズの光心からの偏心とプリズム効果との関係はプレンティスの公式から算出できる〔(3)式〕。偏心するプリズムジオプトリー P（Δ）；レンズの光心からの偏心量 h（cm）；眼鏡レンズ度 L（D）とすれば，

$$P = hL \quad \cdots\cdots\cdots\cdots\cdots\cdots\cdots\cdots\cdots (3)$$

である。

［例］10.00 D のレンズの光心を1 cm 偏位させたときのプリズム効果は10Δである。

遠視の外斜位では心取り点間距離を規定の値よりも短く，近視の外斜位では長く処方すると斜位をある程度矯正できる。しかし，最近の眼鏡レンズは非球面レンズが多い。非球面レンズでは周辺にいくほど屈折力が変化し，また，収差が増加するので，この方法は避けるほうがよい。不同視眼を完全矯正した場合，レンズの中心が上下にずれると，上下方向にプリズム効果に差を生じて上下の複視を生じることがある。

7 見かけの調節力 （spectacle accommodation）[1]

眼鏡レンズは角膜から離して装用している。そこで，光学的に実際の眼の調節よりも凹レンズでは少なく，凸レンズでは多く調節しなければならない。これを見かけの調節力という。コンタクトレンズではこの作用はない。老視の初期の近視者が完全矯正の眼鏡からコンタクトレンズに変更すると近くが見にくいと訴える。逆に，遠視の眼鏡装用者がコンタクトレンズに変更すると近くが見やすくなる。

見かけの調節力 B（D）；調節量 Acc（D）；頂点間距離 k（m）；眼鏡レンズ度 L（D）とすれば，

$$B \fallingdotseq \frac{Acc}{1 - 2kL} \quad \cdots\cdots\cdots\cdots\cdots\cdots (4)$$

になる（図11）。

［例］－5.00 D の近視眼の眼前12 mm（0.012 m）に－5.00 D のレンズを装用させ，25 cm にある物体を見たとき（4.00 D の調節）の見かけの調節力は(4)式から3.57 D となり，0.43 D 少なくてすむことになる。

8 アッベ Abbe 数[1]

白色光は異なる種々の単色光からなり，単色光の波長によって屈折率が違うので，各単色光は異

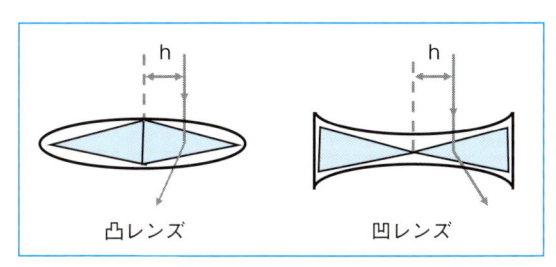

図10 プレンティス Prentice の公式

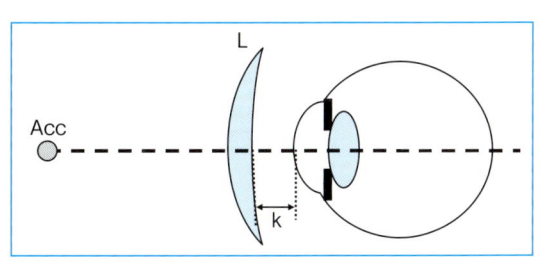

図11 眼鏡レンズによる見かけの調節力

なる位置に像を作る(図12)。光のスペクトル中のC線(波長：656 nm 赤領域)，e線(波長：546 nm 黄領域)，F線(波長：486 nm 緑領域)の屈折率をそれぞれ n_C, n_e, n_F とすると，この色による光の分散率は

$$分散率 = \frac{n_F - n_C}{n_e - 1} \qquad Abbe数 = \frac{n_e - 1}{n_F - n_C}$$

そして，この逆数をアッベAbbe数(ν)という。したがって，眼鏡レンズでAbbe数が低いと色収差が大きいレンズになる。

色収差を利用した屈折検査に二色テスト(赤緑テスト red-green test)がある(図13)。この検査は球面レンズの最終チェックに用いる。赤地と緑地に黒の図形があり，赤字の黒図形と緑地の黒図形のうちどちらがはっきり見えるかをたずねる。白色光中で眼が物体を凝視しているときには，網膜上には光のスペクトルの中央の黄領域の光が結像している。したがって，赤地の黒図形が明瞭に見えるときには赤光が網膜に焦点を結んでいるので，黄光は網膜の前方にあり近視状態にある。そこで，凹レンズを追加；緑地の黒図形が明瞭に見えるときには黄光は網膜の後方にあり遠視状態にあるので，凸レンズを追加する。両図形が同じように見えれば網膜上に黄光が結像しているので，球面レンズは合って正視状態にある。

この検査は色収差を利用しているので，眼の色収差が変化する白内障，無水晶体眼，眼内レンズ挿入眼，色覚異常者などでは注意を要する。また，この検査では調節が働くこともある。

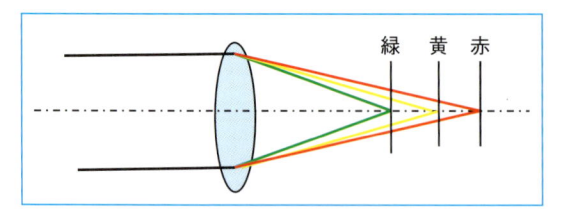

図12 白色光による収差(色収差)

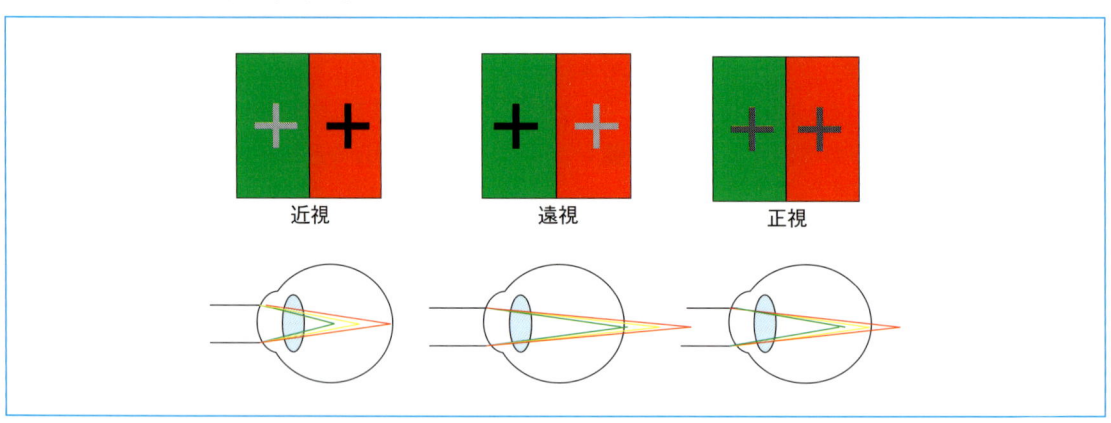

図13 二色テスト(赤緑テスト)

(所　敬)

=== ■ 文 献 ■ ===

1) 所　敬：屈折異常とその矯正。第5版，金原出版，東京，14-15, 30, 69, 207, 226, 237-238, 241, 263, 2009.
2) 馬場　孝：斜視および弱視とプリズム．眼科Mook 10：207-212, 1979.
3) Kitaguchi Y, Bessho K, Yamaguchi T, et al：In vivo measurements of cone photoreceptor spacing in myopia eyes from images obtained by an adaptive optics foundus camera. Jpn J Ophthalmol 51：456-461, 2007.

II. 眼鏡処方の基礎

2 眼鏡レンズの知識

1 眼鏡レンズの材料

眼鏡レンズの歴史が始まって以来，長い間ガラスレンズの時代が続いてきた。眼鏡レンズ用のプラスチックとして1940年代にアメリカで開発されたCR-39®が日本では1970年代頃から普及し始め，高屈折率プラスチック材料の開発とともに急激に伸びて，1990年代には90％を超えるまでになった。2008年実績によるとプラスチックレンズが97.6％[注1]であり，眼鏡レンズはプラスチックレンズの時代となっている。

眼鏡レンズの主なプラスチック材料とガラス材料の屈折率と比重の関係を図1に，屈折率とアッベ数(83頁参照)の関係を図2に示す。

1) プラスチック材料

プラスチック材料の屈折率はCR-39®の1.50を初めとして1.76まで，0.02〜0.07刻みで製品が開発され販売されてきている。プラスチック材料はその成型法により，①熱硬化性，②熱可塑性，③光硬化性に分類できる。このなかでは高屈折率化も含めて①熱硬化性プラスチックが最も一般的な材料となっている。

いずれの材料もモノマーなどの液体を型(ガラス母型や鋳型)に注入し，それぞれの材料に適した方法で成型[注2]する。これが量産で，特注は成

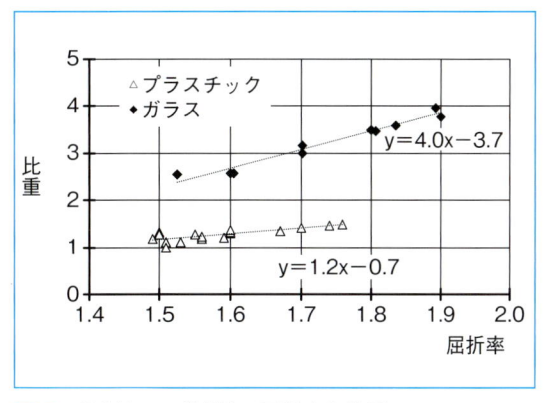

図1 眼鏡レンズ材料の屈折率と比重
プラスチックはガラスに比べて比重が小さく，屈折率が高くなってもその増加が小さい。

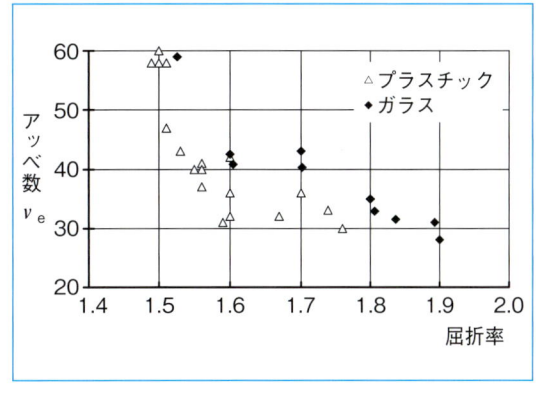

図2 眼鏡レンズ材料の屈折率とアッベ数
屈折率が高くなるとアッベ数は小さくなる。
同じ屈折率ならガラスのほうがアッベ数はわずかに高い。

型された基材をさらに研削・研磨で生産される。

2) ガラス材料

ガラス材料では最も代表的なホワイトクラウンの屈折率1.525を初めとして1.90まで，概略0.1刻みの製品が販売されてきたが，現在は屈折率が1.80や1.90というプラスチックで達成されてい

[注1] ニコン・エシロールの2008年販売実績による。
[注2] ①は，触媒などを加えた材料モノマーをガラス母型に注入して加熱硬化させる。②は，加熱すると柔らかくなる熱可塑性の材料を加熱して射出成型する。ポリカーボネートやサングラスなどにも使われているアクリルなどがある。③紫外線領域の光に反応させて硬化する。

ない高屈折率材料の製品が主に販売されている。

ガラス材料は屈折率に比例して比重が増大する傾向が強いため，眼鏡レンズ用のガラスにはチタンなどを使って高屈折率・低比重にする工夫もなされたが，プラスチックには及ばない。

なお，ガラスレンズは量産および特注を含めてすべて研削・研磨で生産される。

2 眼鏡レンズの設計

眼鏡レンズの光学設計は，ザイデル Seidel の5収差のうち，性能を最も左右する非点収差の軽減に重点が置かれている[注3]。残り4収差の削減は2面の屈折面だけではできないが，幸いにも眼の構造や視覚特性に支えられて実用になっている。色収差はレンズ材料のアッベ数に依存する。一般に屈折率が高い材料ほどアッベ数は小さい。アッベ数が小さいレンズほど周辺部で色収差が目立つようになるが，光学中心部分を使って見ればこの影響を軽減できることもあって，使い方次第という側面もある[注4]。

眼鏡レンズにおいては，①光学性能を高めるための，いわゆる光学設計に加えて，②軽くしかも見栄えをよくするために中心厚や後面カーブの再設計を行うほか，選択されたフレームに最適な口径のレンズに仕上げるなどの特注がある。4) 常備と特注を参照。

1) 球面レンズ[注5]

レンズの前面と後面が球面で構成された眼鏡レンズを球面レンズと呼ぶ。この球面レンズの非点収差を削減する唯一のパラメータは，レンズのカーブである。デンマークの眼科医チェルニングTscherningによって導き出された理論解がチェルニングの楕円と呼ばれて，眼鏡レンズ設計の原点となっている。

乱視処方にはレンズ後面をトロイダル面（円環体の面）に加工したトーリックレンズを使用する。トロイダル面は最大と最小の二つの互いに直交した主経線屈折力をもつ曲面である。

2) 非球面レンズ[注6]

レンズの前面か後面，または両面が非球面で構成されたレンズを非球面レンズと呼ぶ。

レンズ材料がプラスチックに替わったことで，その成型法や加工性から非球面の製造加工が容易になり，気軽に使えるようになった。

設計のパラメータに非球面が加わったことで設計の自由度が拡大した。浅いカーブの球面設計レンズで発生する非点収差を非球面化により削減することによって，その屈折度数を感じさせないレンズが実現できる（図3）。

乱視面は一般にレンズ後面に配置されるため，非球面を後面に配置する設計の場合は乱視面と合成される。

3) トロイダル面と非トロイダル面（アトロイダル面）

両主経線が円形形状の乱視面をトロイダル面と呼ぶのに対して，一方もしくは両方の主経線形状が円形形状から外れた乱視面を非トロイダル面と呼ぶ。

非トロイダル面は乱視面の性能向上を目的に使用される。ただし，非球面設計レンズの乱視レンズがすべて非トロイダル面を採用しているわけではない。

注3) 眼科領域の屈折矯正手術の分野では波面収差による評価および収差補正が実用化して普及している。眼鏡レンズの分野でも波面収差による評価が可能なものの，眼球の回旋で視線が眼鏡レンズ面上を移動するため，レンズ面全域で波面収差を最小化することが難しい。このような理由から一般に非点収差を最小化する現状の収差補正方法が実用になっている。
注4) 眼鏡レンズの光学中心で見ることができる場合に限られる。処方プリズムレンズ，プリズムシニング加工の累進レンズ，多焦点レンズや累進レンズの近用部では色収差が発生する。

注5) 乱視面に対する球面という意味ではなく，球面設計のレンズの意味である。
注6) 一般に，球面形状から外れたすべての曲面を非球面と呼んでいるが，眼鏡レンズの分野では，球面から外れた形状の中で回転対称性をもつ曲面を非球面として，回転対称性がない曲面を自由曲面としている。後述の累進面は自由曲面である。

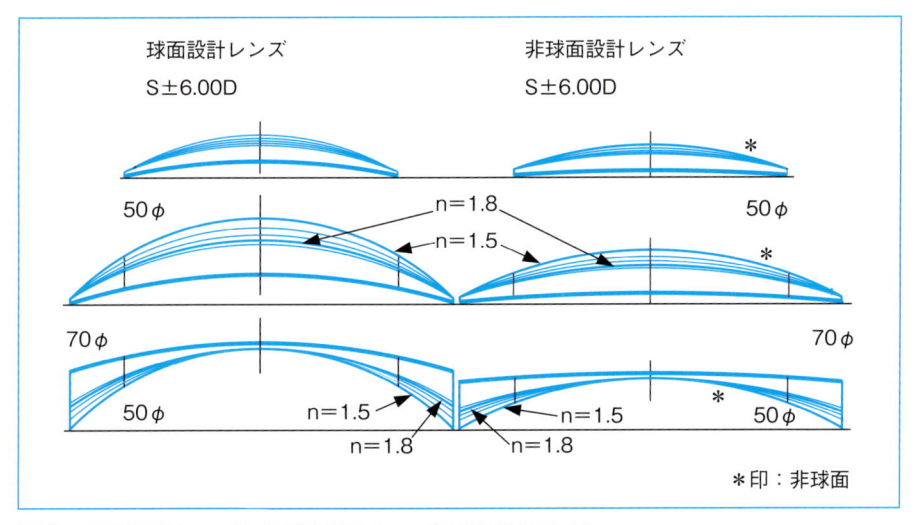

図3 球面設計レンズと非球面設計レンズの断面形状比較
屈折率が1.50〜1.90まで，0.1とびで形状を描いたもの。
非球面と高屈折率材料を併せて使用することによって，その効果は顕著。
また，レンズ口径が大きいほど効果も大きい。
ここで，プラスレンズは前面に，マイナスレンズは後面に非球面を配置。
もう一方の面はすべて同じ曲率半径の球面としている。

4）常備と特注

眼鏡レンズの製作度数範囲表は，常備在庫範囲と特注範囲に区分されている[注7]。常備範囲は比較的需要が多い範囲で，プラスチックレンズは一般に母型成型で生産される。

一方，特注となるのは，需要が少ない度数やプリズム処方などのほかに，加入度数が加わって度数種類が膨大な数になる多焦点レンズや累進レンズである。

このほかに，後述するフレーム形状に最適な口径のレンズやその玉摺り加工，表面処理，処方度数で性能を最適化するレンズ，使用者の視条件を反映させるカスタムレンズなどの製品も特注となり，特注の範囲が拡大している。

(1) 薄く軽くするために，特注加工

強度屈折度数の眼鏡レンズを薄く軽くするには，高屈折率プラスチックレンズや非球面レンズの使用が効果的である。また，近年流行している小さいフレームを選んでレンズ口径を小さくすることも効果的である。

処方度数がプラス度数や一方の主経線度数がプラス度数のレンズの場合に，選んだフレームが在庫レンズのレンズ口径より小さくても済む場合には，フレームに適した大きさで外径指定することによって，薄く軽いレンズに仕上げることができる。

また，眼鏡店のフレームトレーサで玉形のデータを工場に送り，その玉形に最適な口径で，かつ両眼でバランスのとれたレンズに仕上げ，玉摺り加工まで行う特注も可能になっている[注8]。

3 眼鏡レンズの品種，その概要

眼鏡レンズはその機能により①単焦点レンズ，②多焦点レンズ，③累進屈折力レンズ（以下，累進レンズと略）に分類されている。②多焦点レンズおよび③累進レンズは，一般に老視用のレンズである。

注7）国内では一般に，プラス度数範囲をS＋，C＋表記，マイナス度数範囲はS−，C−表記，混合乱視部分はS＋，C−表記で表示されているので，処方度数がこの表記と異なる場合は，度数転換をしてから表をひくことになる。

注8）ニコン・エシロールではこの加工システムを「アシスト加工」と呼んでいる。

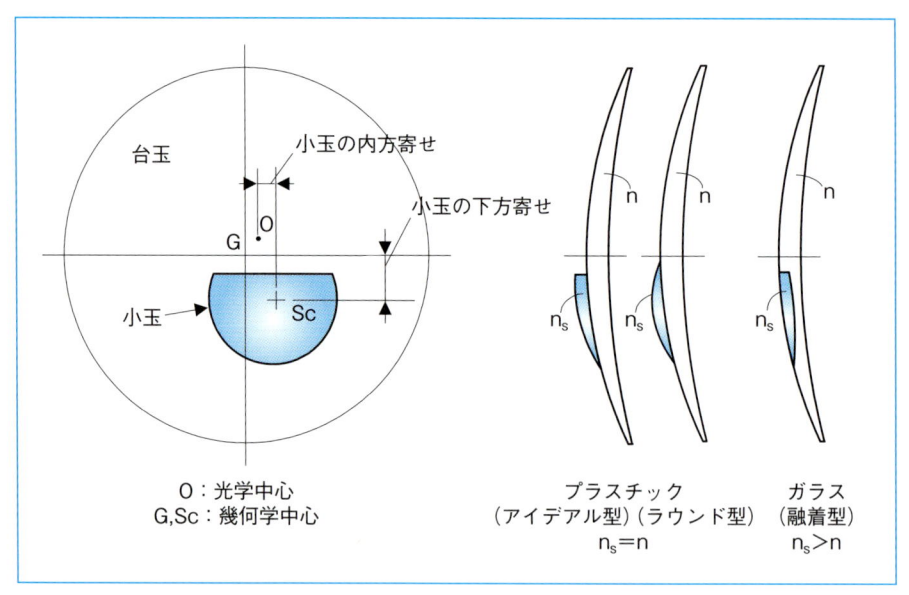

図4　二重焦点レンズの形状
　遠・近の境目が明瞭である反面，累進レンズのような収差残存領域は無い。断面からわかるように，プラスチックレンズでは曲率半径を小さくして加入屈折力を得ているため，小玉レンズが突出する。

1）単焦点レンズ

　単焦点レンズは，遠用レンズとして，また調節力が十分ある屈折異常の若い人では遠用レンズを掛けたままで近くも見ることから近用レンズとしても使用される。一方で調節力が不足して近くが見えにくくなった老視眼には，その処方度数により中間視距離用レンズや近用レンズとして使用される。

　最近は加工装置の進化もあって，近方視距離に合わせて設計されたレンズなども製品化されている。

2）多焦点レンズ

　多焦点レンズは調節力が減少した老視用で，二つ以上の異なる屈折力の領域を1枚のレンズにもたせたレンズである。二重焦点レンズはその中で遠用と近用の屈折力領域をもったレンズで，遠用部を台玉，近用部を小玉と呼ぶ。

　後述する累進レンズとは異なり，各領域が明瞭に分割された境界となるため，見た目に老視用眼鏡を装用していることがわかる。

　近方視の眼球回旋を考慮して，一般に小玉は内方寄せと下方寄せで図4のように台玉の光学中心から偏心させて配置されている。そのため，小玉の中心であっても遠用部度数レンズによるプリズム効果を受けることになる。

　近用部の小玉中心位置に光学中心（厳密には無プリズム点）があれば理想であるが，そうなるのは遠用の屈折度数が0.00Dのときだけで，それ以外の度数ではその度数と偏心距離に応じたプリズム効果を受ける。ただし，これは同じ遠用度数の単レンズで同じ距離だけ偏心した位置で近方視したときに受けるプリズム効果と同一である。

　一方，このタイプのレンズで遠用部から近用部に視線を移すと，イメージジャンプと呼ぶ現象が発生する（図5）。

　この現象は小玉上縁部のプリズム効果が原因で，丸形の小玉はその口径が大きいほど顕著になるため，小さい丸小玉や，小玉の上部をカットして改良したアイデアル型と呼ばれているストレートトップ（A型）やカーブドトップ（B型）などが多く使用されている。

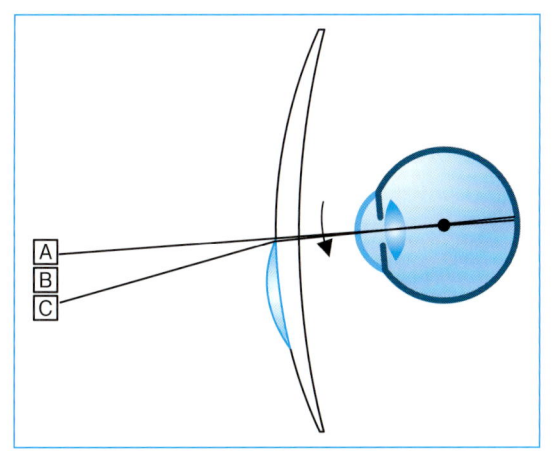

図5　二重焦点レンズのイメージジャンプ
　視線が小玉上端から小玉に入った途端，小玉のプリズム効果により視線は下方に偏向されるため，CがAの位置に見えてBは跳んで見えない。

3）累進レンズ

　屈折力が連続的に増加する累進帯を設けたことで，①遠近の境目がなく見た目に老視用に見えない，②累進帯では遠くから近くまで連続的にピントを合わせることができる，③像の飛びもなく連続した視界が見える，などの優れた特長をもっている。しかしその反面，累進帯を設けたことで収差が密に発生する領域が出現するため，使いこなすにはある程度の慣れが必要である。

（1）累進レンズの光学特性と構造

　遠近の境目を無くすために遠用部の曲率半径から近用部の曲率半径に変化させてつなげても連続的につながるのは中心の子午線だけで，その両側は周辺になるほど段差が大きくなる。累進レンズはこの段差が生じた領域を滑らかになるよう面を張ったものであるが，光学的には非点収差が発生する領域となって像ぼけやゆれ・ゆがみをひき起こす。Minkwitz[1]によれば，子午線の加入度数勾配の2倍の勾配で非点収差がその側方に発生するという。

　その結果，中間累進部でよい視力が確保できるのは主子午線近傍の縦長の領域となる。手元近くの物体を見るには，まず顔をその正面に向けて，その距離に応じた加入屈折力で見なければならないため，視線を物体に向けたまま顎を出し気味に頭を上下に振ってピントが合う位置を探すことになる（図6）。

（2）光学特性の表示

　一般的な常用累進レンズの光学特性を図7に示す。これは2007年当時に国内メーカーが製品

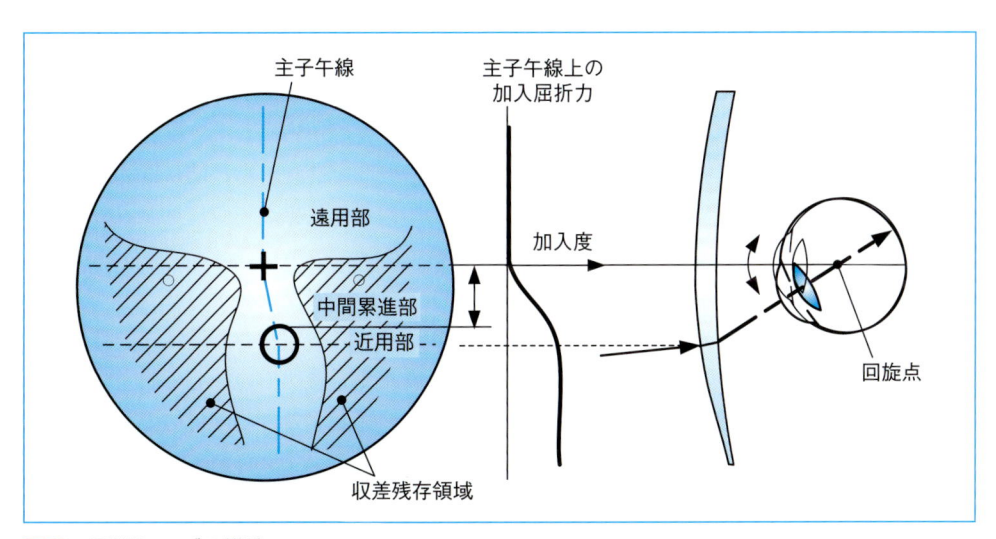

図6　累進レンズの構造
　遠用部，中間累進部，近用部の各領域から構成されている。
　累進部の両側には収差が残った領域（斜線部）が出現する。よい視力が確保できるのは，主子午線が走る中央部分である。
　なお，十字と丸印は遠用と近用のフィッティングポイント位置を示す。

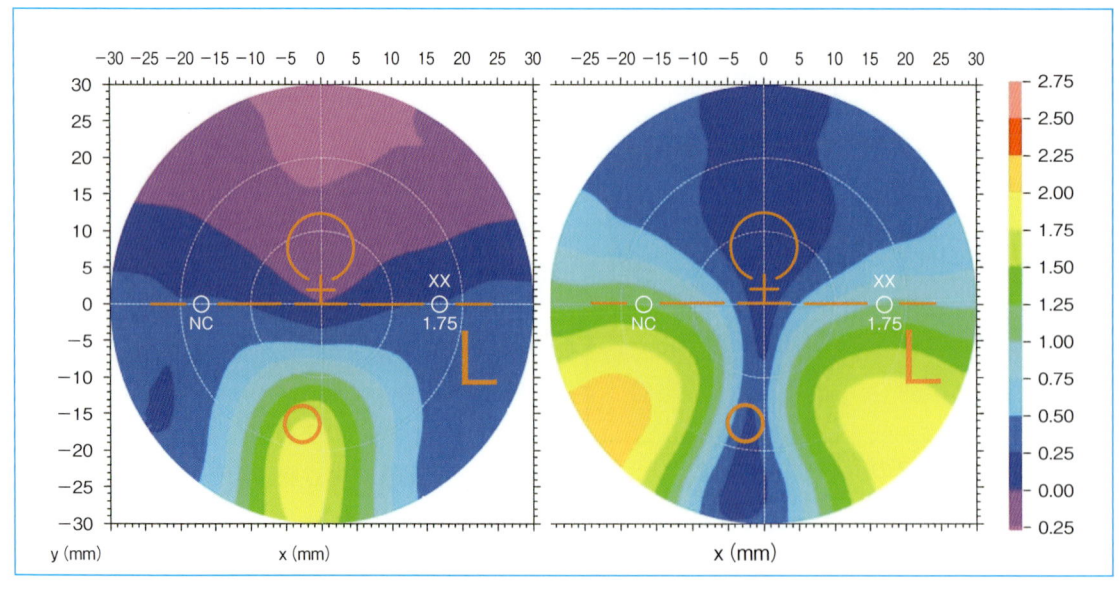

図7 累進レンズの光学特性とアライメントマーク
2007年当時の国内各社の累進レンズを計測して平均したもの。
近用部がマークから外れているのは，この理由による。

化していた主な累進レンズを計測して平均化したものである。左図は加入度数，右図が非点収差度数を等高線で示したもので，参考までに後述するアライメントマークを重ねている。紺色の部分が零の領域で加入度および非点収差が高くなると青・緑・黄・赤の順に変化する。

累進帯を挟む両側では非点収差が急激に増加し，その外側で最大値に達する。最近の常用と呼ばれている遠近累進レンズは，この最大値がほぼ加入度数の値並みに軽減されている。また，加入度数線はフィッティングポイントから下方に屈折力が増加して所定の位置で加入度数に到達する。

視力の低下が気にならずに使用できるのは，一般に遠用部では非点収差度数が約0.50D，近用部で約0.75Dの領域といわれている。したがって，これら度数線より内側が通常細かな作業に使用できる範囲となる。

(3) レイアウト用マークと調整

累進レンズをうまく使いこなすには，正確なレンズの位置合わせが必要で，そのためにレイアウト用のマークがレンズ面に付けられている。

その一つが一時的マーク（またはペイントマーク）である。このマークは，枠入れ後に消されるため，後日これらの位置を再現できるように34mm間隔で水平に刻印されたアライメント基準マークがある。ほかに加入度数や保証マークなどが描かれており，照合することでメーカーおよび製品名を割り出すことができる（図8）。

正確なレイアウトおよび調整を行うには，枠入れする前にまず眼鏡フレームの調整をする。その後にメーカーが供給している製品ごとのアライメントシールをフレームに貼り付け，各領域の窓を通して両眼の視界が一つに重なって見えるか確認する（図9）。

(4) レンズ屈折力の測定

累進レンズの屈折力測定は，一時的マークで指定された測定参照円の中心で測定することが基本である。確認することが目的であれば，加入屈折力の値が永久マークで刻印されているので，光源に透かして読むことでも用足りる。

なお，測定内容の概略については4. レンズメータの使い方と注意点（101頁）を参照。

(5) 累進レンズの分類

現在，製品化されている累進レンズは図10お

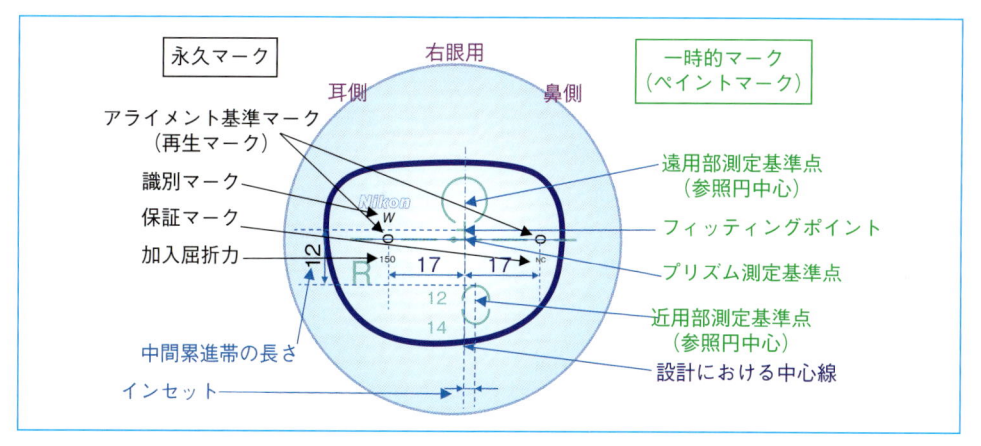

図8 累進レンズのマーク
眼鏡店に納入されたレンズは、これらマークが付加されているが、枠入れ後は永久マークだけになる。再現するにはメーカーが提供している製品別のアライメントシートが役に立つ。

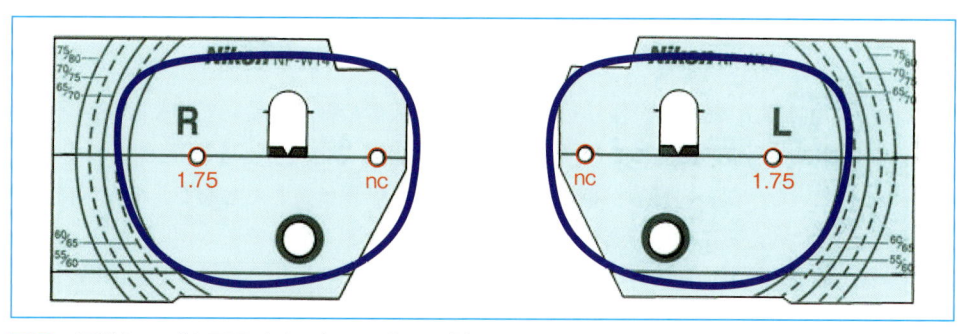

図9 累進レンズのアライメントシールの一例
水平のアライメント基準マークを基準にアライメントシールを貼り付けることで遠用部・近用部の位置が再現できる。

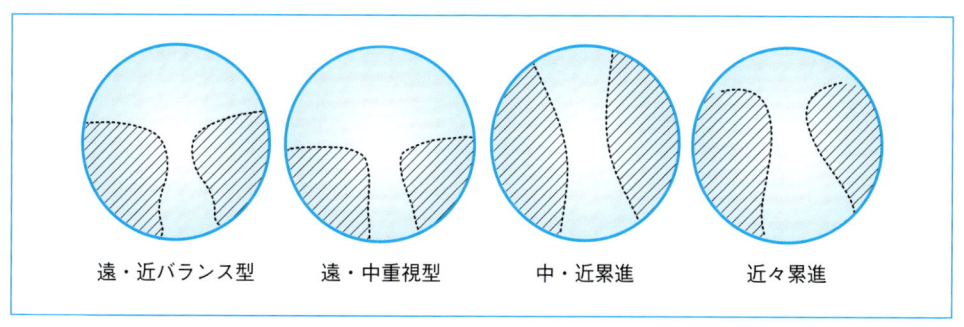

図10 各種累進レンズの概念図
累進帯の長さや設計コンセプトにより、いろいろな場面で使いやすい累進レンズが製品化されている。斜線部は概略の収差残存領域を示す。

よび**表1**に示すような分類ができる。

汎用性の高い常用の累進レンズが一般的であるが、用途によって使い分けることで、ゆれ・ゆがみなど収差の影響を軽減でき、広い視界で快適に使える眼鏡ができる。

これらの累進レンズは、近用累進レンズを除い

表1　累進レンズの分類

累進レンズ種類		累進帯の長さ	用途	特徴	備考/レイアウトなど
遠近累進レンズ	バランス	12〜16mm	常用レンズとしてさまざまな場面に対応できる	最も一般的	遠用FP
	遠中重視	18〜22mm	運転やスポーツに	累進帯を長めにしてゆれ・ゆがみを少なくした	
	短累進	8〜12mm	小さいフレーム専用常用	視野は狭くなるが，常用のレベル	
中近累進レンズ		20〜25mm	室内用	ゆれ・ゆがみ少ない	遠用または中間距離のFP
近用（近々）累進レンズ		19〜25mm	デスク用	加入度を弱度に限定して，収差の影響が少なくする	マイナス加入度表記近用FP

　累進レンズを使用状態などから概略分類したもの。レイアウトの際のフィッティングポイント位置を備考に記載した。
※FP：フィッティングポイント

て，処方された遠用度数と加入度が作り込まれる。近用累進レンズは近用度数処方で，マイナス加入度表示になっている。収差の影響が極力小さくなるよう低加入度に抑えることが望ましい。

（6）累進レンズの進化（図11）

　従来，累進レンズは前面に累進面を，後面には度数面として処方度数に応じて球面またはトロイダル面を形成した外面累進レンズが一般的であった。1990年代後半に国内のメーカーから，高性能な加工装置を駆使して後面に累進面を配置した内面累進レンズが登場した。トロイダル面は累進面と合成して後面に加工するものとなった。この加工装置によって注文後に累進面を加工することが可能になった。

　その後，加工装置の普及によって新しい累進レンズの開発が促され，累進屈折力を両面に分割したレンズや，屈折力を縦成分と横成分に分割して両面に再配置したレンズなどが実用化された。さらに，注文の処方度数に応じて収差を最小にする最適化設計レンズや使用者の視距離や近用位置に合わせてレンズ設計をするカスタムレンズなどが，実用になっている。

　また，眼が疲労しやすい30歳代から40歳代に弱度の加入屈折力の累進レンズを装用してもらっ
て，疲労の軽減に役立ててもらうレンズなども製品化されている[注9]。低加入度なので，非点収差による影響はほとんどなく，単焦点レンズの感覚で装用できるものである。

　疲れ目に低加入の累進レンズを，というコンセプトである。

（7）最適化設計レンズの二重表記

　最適化設計は，レンズを装用した状態で最良となるように全面にわたって設計することから，その装用状態を再現して測定することが前提となっている。

　累進レンズの遠用フィッティングポイントと遠用部測定参照円の中心が一致していれば，問題は生じないが，累進部の存在が遠用度数の測定に影響を与えるために，遠用フィッティングポイントから遠用部測定参照円中心まで距離を設けている。そのため遠用測定参照円をレンズ当てに合わせて測定しても処方度数に一致しないという問題が生じる。この対処のために，遠用測定基準点を通常どおりレンズ当てに載せて測定したときの値を処方度数に併記している。この表記を二重表記

注9）　ビジョンサポートレンズ。ニコンエシロールの製品名は「リラクシー」。

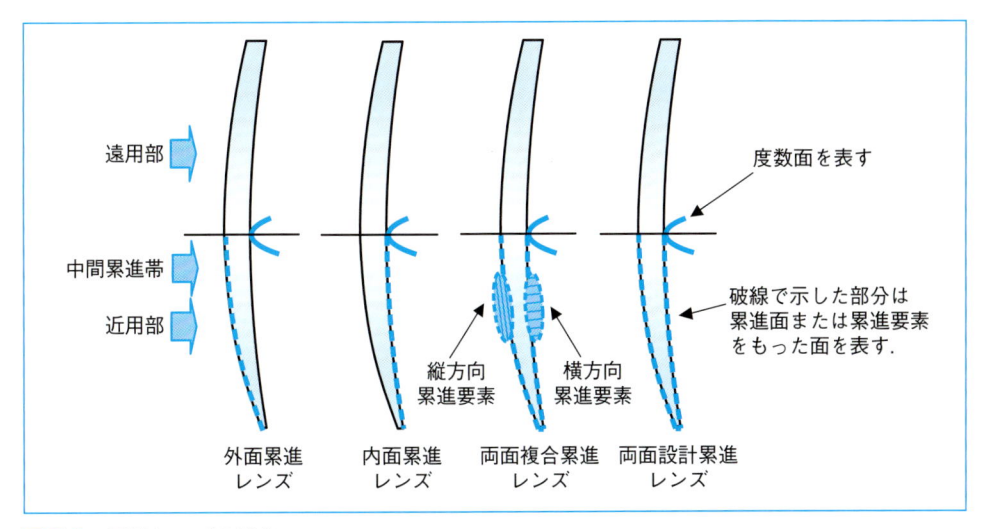

図11　累進レンズの進化
　近年，眼鏡レンズの製造・加工装置が格段の進歩を遂げたことで，特注の役割が格段に高まり，進化した累進レンズが製品化されている。カスタムレンズや最適化設計レンズに代表されるように，注文を受けてから設計・加工を短時間で行い供給する製品が実用化されている。

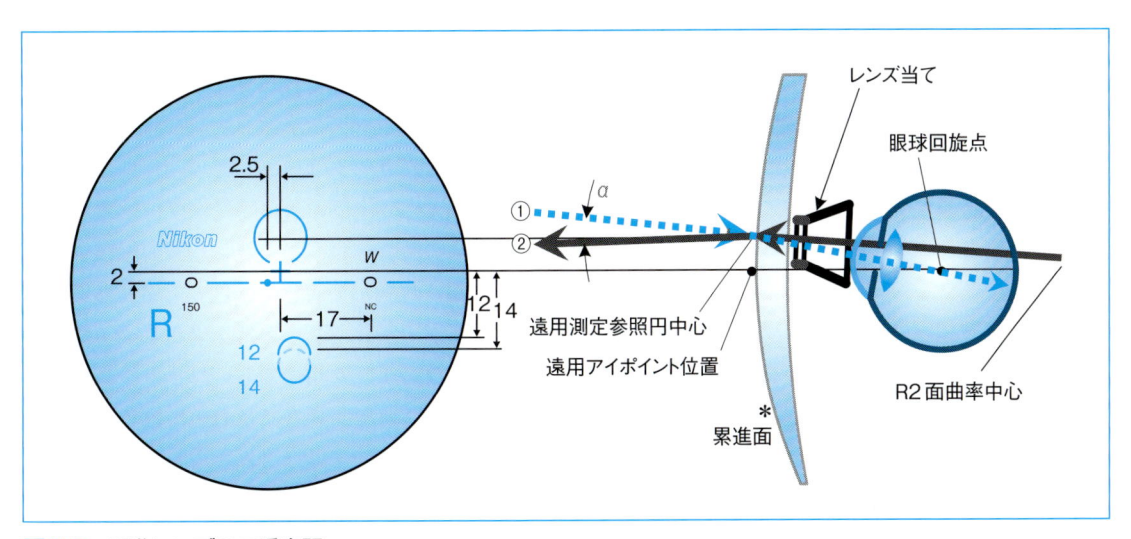

図12　累進レンズの二重表記
　①遠用測定参照円中心を通る視線方向で収差の最適化を行うため，装用状態であるこの方向で処方度数になるようにしている。レンズ当てに載せて測定する②とは方向が異なるため値がずれる。その解決策として処方度数のほかに測定度数も併記している。

と呼んでいる（図12）。

4）その他，各種レンズ
（1）偏光レンズ
　自然の光は進行方向に対して，すべての方向に満遍なく振動しながら進行する。この光線が水面やガラス面などで反射すると，入射面に平行な振動方向の光線の一部が吸収されて，媒質の表面で反射する光線の振動方向に偏りが生じる（図13）。

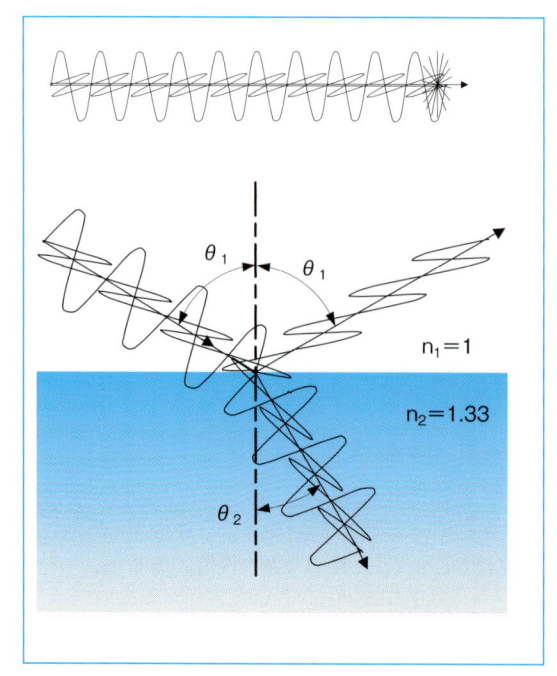

図13 偏光
上は紙面内と紙面に垂直方向の波だけを描いた自然光。実際には右端の放射線で示すように、あらゆる方向に振動している。
下は、水面で反射した光線が直線偏光になるブリュースターの角 θ_1 は、$\tan\theta_1 = n_2/n_1$ で、水面の場合 $n_2 = 1.33$ から $\theta_1 = 53°$ になる。この前後の入射角では部分偏光を示す。

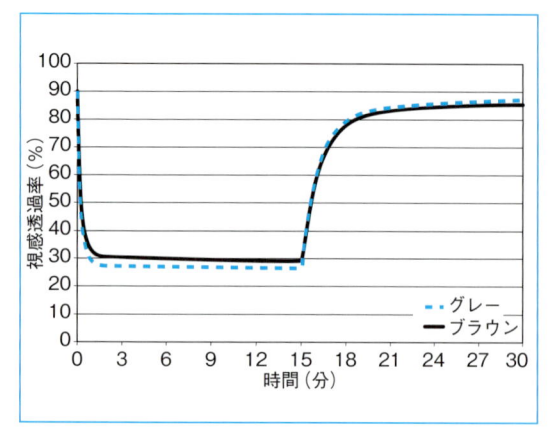

図14 調光レンズ（フォトクロミックレンズ）
最近のプラスチック調光レンズの一例。室内から屋外に出たときと屋外から室内に戻ったときの視感透過率の変化の様子。温度23℃。

この図13のように入射角がブリュースターの角に一致すると、入射面と平行に振動する成分が吸収されて反射する光線は入射面に垂直な光線[注10]だけに、すなわち直線偏光になる。

そこで直線偏光フィルターの偏光面または偏光軸を、反射してくる光線の振動方向と一致させて配置すると、表面反射する光を軽減することができて、その分、水中やガラスの内部までクリアに見える効果がある。

偏光レンズの眼鏡はこの現象を利用した製品である。水面や道路の面など、反射面が一般に水平方向になることから、偏光レンズはその偏光軸を180°（振動軸を90°）にして枠入れされている。水面からの反射を防ぎたい釣りや道路面の反射を軽減したい運転の場面で役に立っている。

なお、偏光レンズは光線を大幅に減光することから、一般にサングラスとしての使用になる。

（2）調光レンズ（フォトクロミックレンズ）

ガラスの時代には、ハロゲン化銀の微粒子をガラス内部に封入して着色と褪色の可逆反応で調光する材料が製品化されていた。プラスチックになって、プラスチック用の新しいフォトクロミック材料が開発されて、現在では着色と褪色のスピードが早く、褪色後にはほとんど着色がないレンズに戻るとして製品化されている（図14）。

また、従来から暑い環境下で、褪色が進み、寒い環境で着色が進む傾向がある。

（3）紫外線吸収レンズ

近年、南極のオゾン層の破壊により地表に到達する紫外線の増加が伝えられ、紫外線が生体に及ぼす障害が問題となっている。眼では白内障の原因の一つともいわれていることから、紫外線に対する関心が高まっている。

ほとんどのプラスチック材料には紫外線による劣化を押さえるために、紫外線吸収剤が混入されている。眼鏡レンズのプラスチック材料でも同様

注10) これは平たい石を水面と平行な方向にしてうまく投げ入れると、水面で跳ね返されて遠くまで飛んでゆくが、水面に垂直に投げ入れると、どう投げてもたちまち水中に没する様子にたとえられる。偏光面、偏光軸は偏光フィルターで光の振動が無い方向を指し、振動面、振動軸、透過軸は光の振動方向を指す。

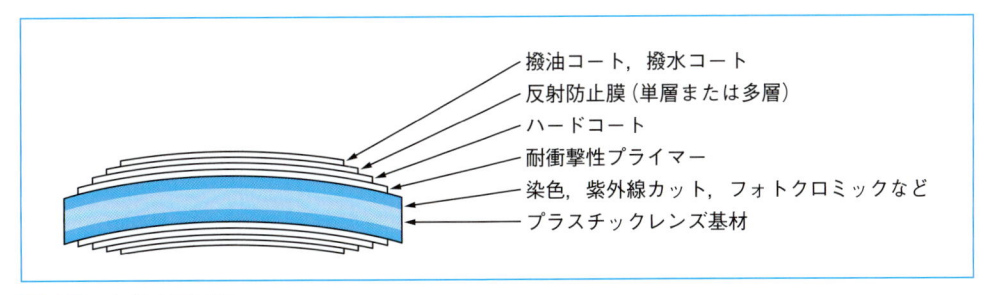

図15 各種表面処理
プラスチックは厚化粧であるが，その効果もあって使い勝手は向上している。

（図中ラベル：撥油コート，撥水コート／反射防止膜（単層または多層）／ハードコート／耐衝撃性プライマー／染色，紫外線カット，フォトクロミックなど／プラスチックレンズ基材）

に混入されているため，紫外線をある程度吸収する性質をもっている。

光線による眼の障害に関心が高まるにつれて，紫外線ばかりでなく短波長の可視光線も反応性が高く眼には有害ということで，UVカット400などの名称で青色光線を400nm程度までカットするレンズが製品化されている。

なお，UVカット400に相当する表面処理は，特注でも受注しているので，適用範囲はメーカーに確認していただきたい。

なお，UVカット400相当のレンズ基材は多少黄味を帯びる傾向にある。これは紫外線とともに可視光線の青色光線をカットしたために色付いて見えるものであり，性能を示している。

4 眼鏡レンズの表面処理

材料に不足している性能特性を補ってレンズの性能向上を図るほかに，新しい付加価値を付けるなどの目的で，各種の表面処理が実用化されている（図15）。

一部の表面処理加工については特注で受注している。製品にもよるので詳しくはメーカーのレンズガイドなどを参照願いたい。

1) 染色

プラスチック材料は染色液に温浴させることで自在に着色ができるという優れた特長をもつ。同一色を全面に均一に着色するばかりでなく，濃度勾配を設ける，いわゆるグラデーションや，二色にして中央をグラデーションにすることなども可能である。

現在，メーカー各社が加盟している統一カラーサンプル"アリアーテ ARRIATE"が，眼鏡店に供給されており，日本全国のどこから注文しても同一のカラーレンズが供給される。

2) プライマーコート[注11)]

プライマー処理は，レンズの耐衝撃性を改良するもので，弾力性のある膜を付けることに相当する。元々，プラスチックの基材自体はガラスに比べて割れにくい材料であるが，ハードコート加工などの加熱処理でその特性が劣化する。この欠点を改善する表面処理がプライマーコートである。アメリカの眼鏡レンズに規定されている鋼球落下試験もクリアすることができる。行動が活発な生徒および学生に勧めたいレンズである。

3) ハードコート

プラスチック表面の耐擦傷性を高める目的の表面処理で，プラスチックの材料特性を補う代表的な表面処理である。プラスチック眼鏡レンズが今日あるのも，このハードコートの寄与によるところが大きい。

一般にレンズをハードコートの溶剤に浸した後で液面をゆっくり下げてレンズ表面に膜を付着させるディッピングと呼ばれる方法で加工されている。

注11) ハードコート処理の前にこの加工を行うことからこの名前で呼ばれるようになった。

4) 反射防止コート

眼鏡レンズに反射防止コート処理をする目的には，レンズ面での多重反射が視界に入らないように防ぐことや，写真撮影の際に眼鏡レンズにフラッシュの光が写り込まないことなどがある。カメラや顕微鏡のような透過率を上げることを目的としているわけではない。また，副次的に，反射防止膜の反射色がレンズに高級感を与える効果などがある。

レンズ基材の表面に垂直に入射した光線が反射する割合，すなわち反射率は，材料の屈折率で決まり，屈折率が高くなるほど反射率が上がるため，高屈折率材料のレンズには不可欠である（図16）。反射防止コートには単層膜のほかに1面の反射率が1％以下になる多層膜がある。多層膜は一般にグリーン色の反射色を示すものが多いが，斜入射の光線によって多少反射色が変化する。反射防止コートには一般に無機材料が使用されている。有機材料のプラスチックレンズには耐熱性などの点で有利になることから，近年になって有機材料を反射防止膜としたレンズも製品化されている。反射率は無機材料の多層膜コートより一般に高い。

5) 撥水・撥油コート

眼鏡レンズはその表面をむき出しのまま装用されるので，眼鏡を外す度にレンズ面の汚れが気になるものである。

このような汚れ対策に撥水・撥油コート処理がある。もともと，多層膜コート処理したレンズを玉形加工すると水ヤケが生じ拭き取りにくかったことから撥水処理が始まった。次いで開発された撥油コート処理によって防汚性が格段に向上した。油性マジックでもインキが載らないほど汚れにくく，拭きやすいという防汚性の高いものである。これらコート面での水の接触角の比較を図17に示す。

多層反射防止膜は表面が汚れやすく，汚れが取りにくいという印象が強かったが，撥油コート処理によって改善されている。

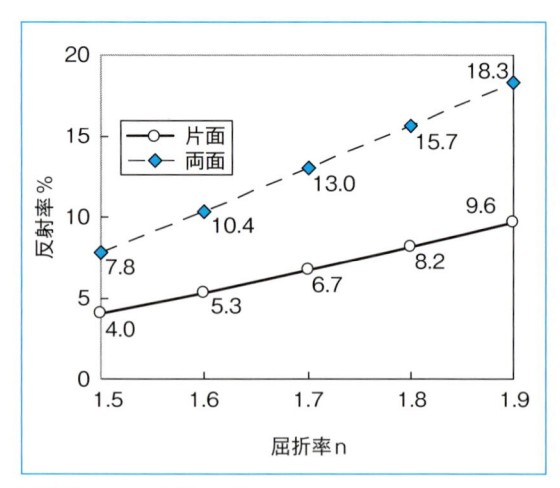

図16 レンズ面の反射率
屈折面片面の反射率Rは，材料の屈折率nに依存し，高屈折率材料ほど反射率が高い。次の式で求めることができる。
$R(\%) = (n-1)^2 / (n+1)^2 \times 100$

5 JIS規格による規定の概要

眼鏡レンズ関連のJIS規格が整備され，精度や性能，安全性の確保に関して規定が設けられている。現在のJIS規格は，海外各国との貿易摩擦の解消を目的としているため，特別な国内事情がない限り国際的なISO規格と同等である。

JIS T 7331基本的要求事項には，確保すべき眼鏡レンズの諸性能がまとめられている。ここではその中から眼鏡レンズの知識として必要な事柄に絞って示す。

1) レンズの強度確保〜レンズの薄さ制限

眼鏡レンズの重さは，レンズの厚さに大きく依存するため，また見栄えの点でもできるだけ薄くしたいところであるが，安全性の点から限度が設けられている。直径22mmの鋼球を先端にして100N（約10kg重）の荷重をゆっくり与えたときレンズが破損しないこと，また変形が一定までという静荷重試験が規定されている。

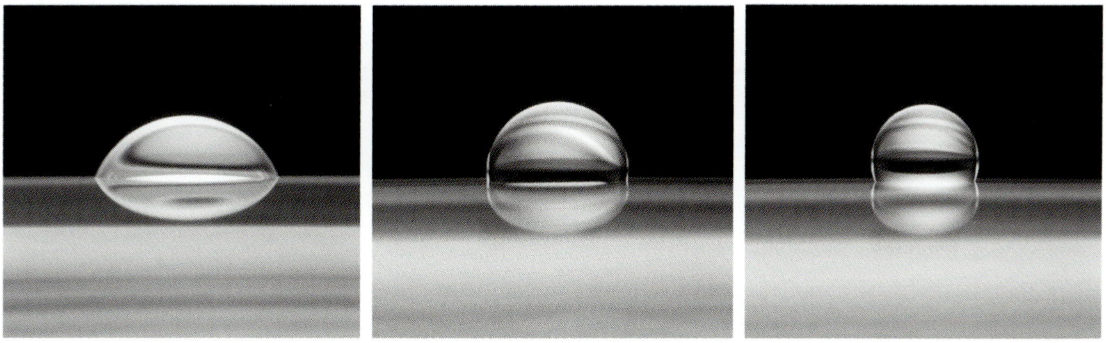

| 処理なし | 撥水コート | 撥油コート |

図 17　水の接触角
レンズ表面に水滴を落としたときの様子。撥油コートは油もはじくことから，防汚性が高く汚れが拭き取りやすい。

2) レンズの視感透過率による運転使用の可否

　自動車の運転に透過率が低いレンズを装用すると，トンネルや日陰などの暗がりに入ったときなど，一瞬にしてよく見えない状態を招いて危険である。また，交通信号光の色彩の認知を間違えるような着色レンズも問題である。規格では運転時に不適切として，レンズの視感透過率および着色に関する規定が設けられている。

　昼間の使用で視感透過率が8％以下のレンズは運転および道路での使用を目的としてはならない。夜間の使用では，視感透過率が75％未満のレンズを使用しない。

　信号光認知のために，各色の相対視感度減衰率Q値が次の値以上であること。

　赤：0.8，黄：0.8，緑：0.6，青：0.4

3) 燃焼性

　燃焼性についても，規定の方法で加熱して燃焼が持続しないことが要件になっている。

　しかし，レンズの材料は石油から合成されたプラスチックであることから，ガラスのように燃焼しないというものではないことに注意をいただきたい。

〈高橋文男〉

■ 文　献 ■

1) G. Minkwitz：Über den Flachenastigmatismus bei gewissen symmetrischen Aspharen. Opt. Acta 10：223-227, 1963.

Ⅱ. 眼鏡処方の基礎

3 眼鏡フレームの種類と構造

1 眼鏡枠（眼鏡フレーム）の種類

　JIS　眼鏡光学-眼鏡フレーム-用語（JIS B7280：2006　平成18年3月25日改訂）によれば，現在市場に出ている眼鏡枠は以下のような種類に分類される。

　①プラスチックフレーム（plastic frame）：フロントの主要部品がプラスチック材料で作られているフレーム（図1-1）。

　②天然有機材料で作られたフレーム（frame made of natural organic materials）　フロントの主要部品が天然有機材料で作られ，プラスチック材料と同様な特性をもつフレーム。

　備考1．天然有機材料（natural organic material）とは，他の原料からの合成物ではなく，加工後も本質的に最初の状態が維持される材料（ISO 12870参照）（図1-2）。

　備考2．用語上では，天然有機材料で作られているフレームは，プラスチックフレームと同じ構造とする。

　③メタルフレーム（metal frame）　フロントの主要部品が金属で作られているフレーム（図1-3）。

　④コンビネーションフレーム（combination frame）　フロントの主要部品のいくつかがプラスチック材料，またはこれと同様な特性をもつ天然有機材料で作られていて，他の主要部品が金属で作られているフレーム（図1-4, 1-5）。

　⑤縁なしフレーム，溝掘フレーム（mount for rimless and semi-rimless spectacles）　フロントが金属，プラスチック材料，もしくは同様な特性をもつ天然有機材料，またはそれらの組み合わせによって作られている眼鏡で，リムがレンズを1周していないフレーム（図1-6, 1-7）。

2 眼鏡枠各部の名称

　眼鏡各部の名称を図2-1におよび眼鏡枠選定の基本となる各フレームサイズを図2-2に示す。

3 フレーム選択の考え方

1) 基本的な考え方

　まず顔型に合わせたフレームサイズをもつ枠を選ぶ。

（1）フレーム幅
・幅が広過ぎる：顔のサイドに大きな隙間ができ，安定感の悪いフィッティングになる。
・幅が狭過ぎる：テンプルが広げられる方向に圧力が加わるので，前方へ出てきて下に下がったフィッティングになる。

（2）玉型幅
　→瞳孔間距離（PD）に合わせ，レンズ間距離（鼻幅）＋玉型幅（レンズサイズ）を決める。

（3）玉型高さ
　→自然な上下の眼球回旋量を補う高さが望ましい。特に遠近両用，中近両用などの場合，累進帯長に応じた必要玉型高さ（天地幅）を満たすフレームを選択するべきである。

2) 補正度数が強度の場合の基本的考え方

　強度近視などの場合，玉型幅が大きくなるとレンズ周辺部のコバが厚くなり内部反射した像が渦になって見える。通常レンズ中心はフロントリムの中央より鼻側に位置するため，耳側のレンズコバが厚くなっている。玉型の水平中心あたりにレンズ中心が位置するようにすれば，ある程度コバ

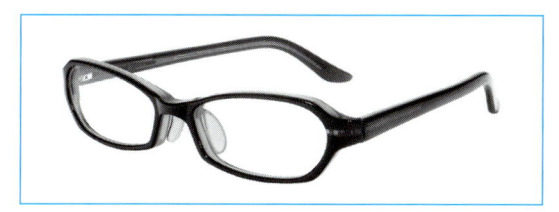

図1-1　プラスチックフレーム

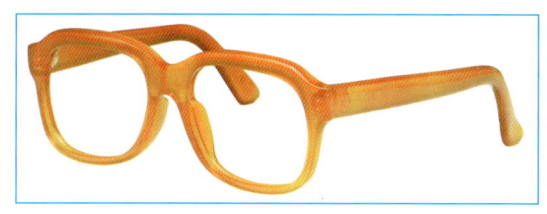

図1-2　天然有機素材（べっ甲トロ甲）フレーム

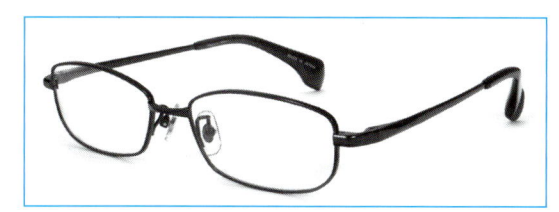

図1-3　メタルフレーム

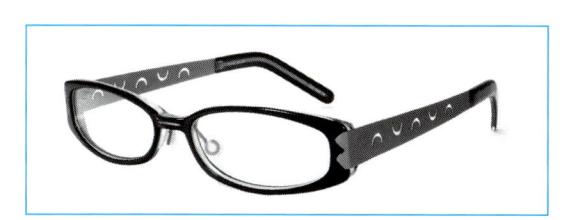

図1-4　コンビネーションフレーム A

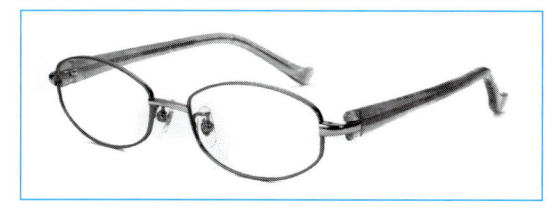

図1-5　コンビネーションフレーム B

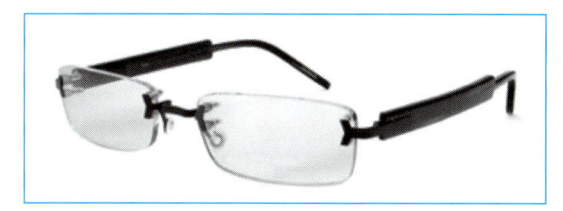

図1-6　縁なしフレーム（ツーポイント枠など）

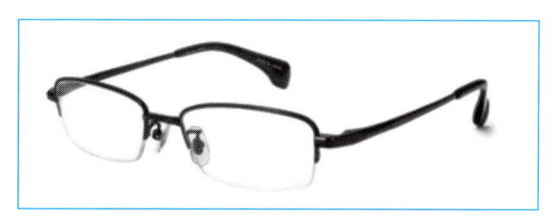

図1-7　溝堀りフレーム（ナイロール枠など）

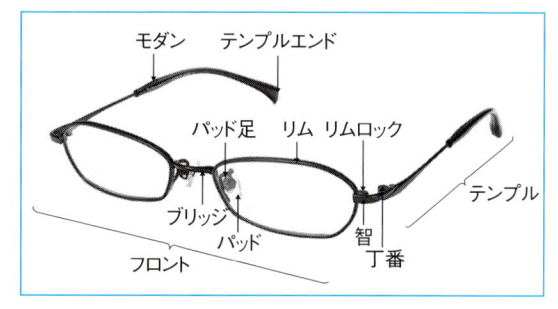

図2-1　眼鏡枠各部の名称

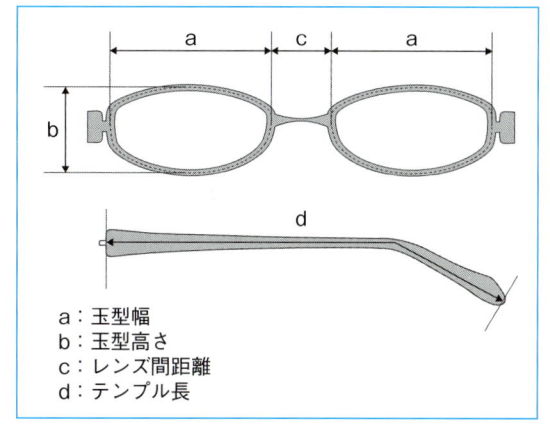

a：玉型幅
b：玉型高さ
c：レンズ間距離
d：テンプル長

図2-2　フレームの各部位のサイズ
　図で示したフレームは平成22年3月時点で発売されているものである

厚が減少できる。

3）子どもの眼鏡の選び方

　成長段階と用途に合わせた眼鏡選びが最も重要である。以下のようなタイプがある。

(1) 乳児用眼鏡

　白内障術後強度遠視などの治療をサポートするための眼鏡。すべての角を取り除いた安全設計で，テンプル部も弾力性に優れたアイオノマー樹脂（食品衛生法適応素材）を使用したバンド固定タイプもある（図3）。

3. 眼鏡フレームの種類と構造　99

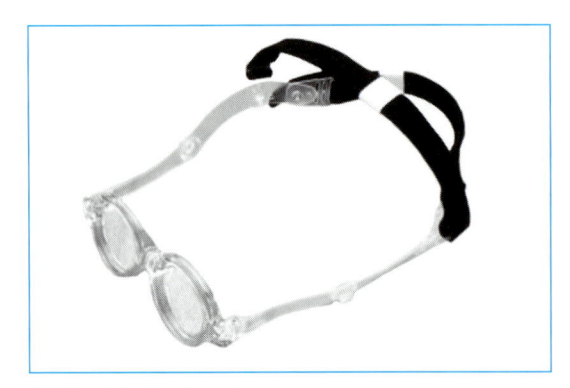

図3　乳児用フレーム

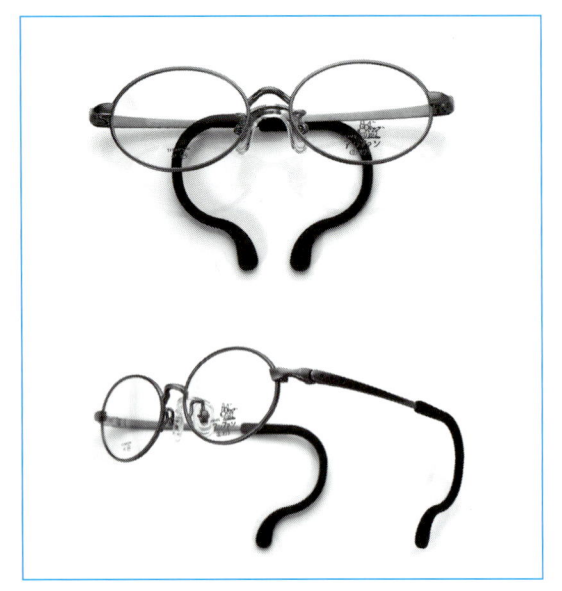

図4　子ども用フレーム

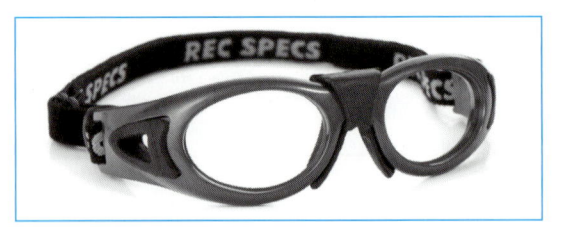

図5-1　スポーツ用

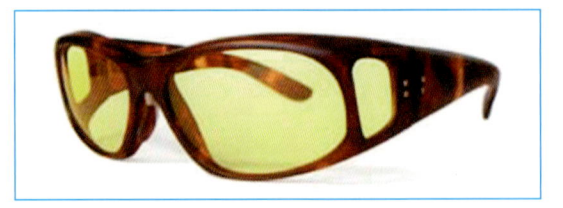

図5-2　遮光用

（資料提供　オグラ眼鏡）

(2) 弱視治療を含む屈折補正のための小児用眼鏡

一日中掛け続ける用途であり，常に正しい位置で掛けられるようにテンプル部縄手やアナトミックテンプルにする，ツインパッドを採用するなどの工夫がされたものが望ましい（図4）。

(3) スポーツ用ゴーグル

サッカーや野球など球技運動時に目の安全を守るための眼鏡。

ゴムバンドでフレームをしっかり顔面に保持し，衝撃吸収ゴムや独自のシリコンパッドなどを採用して耐衝撃性にも配慮されている枠が望ましい（図5-1）。

⇒子ども枠として，変形が起こりにくいプラスチック枠が勧められることが多いが，ダウン症など顔の変形がある方への安定感ある掛け心地の実現に対して柔軟な対応ができるよう，パッド足の調整自由度が大きく，フレーム形状・素材など多様なバリエーションのメタル枠が作られている。また，耐衝撃性からもプラスチック枠が好まれる傾向があったが，形状・素材を適材適所で用いることで，テンプルを衝撃に対するクッションとするなどして安全面をクリアするメタル枠も多くなっている。

4) 遠近両用眼鏡枠の選び方

レンズの累進帯長と遠用・近用安定位置およびアイポイントを考慮し，それらのレンズ内に収まる玉型高さのフレームを選ぶことが重要である。一般的に初めて累進レンズを装用される場合は少なくとも35 mm程度の高さが望ましい。しかし加齢とともに眼球の上下回旋量が減弱することもある。その場合，通常の累進帯長のレンズでは視線が近用部を通過できず近見視力が改善されない。このような場合は，玉型高さを短くし累進帯長の短い遠近両用レンズの処方が適切な場合もある。

5) その他

遮光レンズの効果をより効果的にするため，周辺部からの入射光を遮る形状の枠などがある（図5-2）。

（川端秀仁）

II. 眼鏡処方の基礎

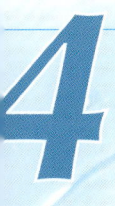

4 レンズメータの使い方と注意点

1 レンズメータ[注1)]によるレンズ屈折力の測定

　眼鏡レンズの屈折力は，レンズの後面頂点から後側焦点までの距離（メートル単位）の逆数である後面頂点屈折力で表すことになっている（80頁参照）。単位は[m^{-1}]で，"D"（ディオプトリ）で表示する。測定には専用の装置のレンズメータを使用する。レンズメータには手動式と自動式（デジタル式）がある。自動式は手動式に比べて簡単に値が表示されるものの，実際に有効で正確な測定値を得るには正しい操作が必要である。

1) 基準波長

　光学材料は光の波長によって屈折率が変化する。これが色収差の原因になる。眼鏡レンズの場合は度数精度に直接影響するために，基準波長が定められている。国内はスペクトル色が緑色のe線（Hg），波長546.07nmに統一されている。屈折率はn_e，アッベ数はν_eで表す。手動式レンズメータの測定光線が緑色なのはこの理由による。一方，自動式では受光素子の感度などの理由から赤外線が使われているものがある。このような装置では測定波長が基準波長から大きく隔たっているために，レンズ材料のアッベ数ごとに換算が必要である。実際には後述する3.2)(2)のような方式が採用されている（104頁参照）。

2) 測定の基本（図1），レンズ当て

　レンズ屈折力の測定の基本は，①実際に眼に作用する屈折力を測定する，②規定された測定方法で測定する，ことに尽きる。
　①の場合は，レンズ当てにレンズ後面を載せて光学中心位置（言い換えれば心取り点[注2)]に置くべき位置）で測定する。通常はこの測定である。
　一方，レンズ周辺部で実際に眼に作用する屈折度数は，通常のレンズ当てでは測定できない。測定には眼球回旋点を中心にした半径25mmの凹面の半球を基準として[注3)]，この半球面にレンズ当てが接するように特別な装置を取り付けて初めて測定できる。
　②は，多焦点レンズや累進レンズの加入屈折力の測定が該当する。これらレンズは一般に，加入

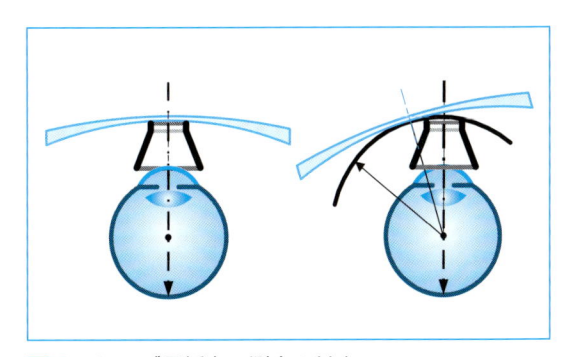

図1　レンズ屈折力の測定の基本
　眼に実際に作用する屈折度数の測定が基本で，左は光学中心，右は周辺部での測定を示している。通常は左図で，右の測定は特別の装置が必要となる。

注1)　国内ではJIS規格も含め"レンズメータ"を名称としているが，海外では"foci meter"が正式名称である。
注2)　心取り点とは，レンズに付加されたプリズムを相殺した状態での，光学中心，設計基準点またはフィッティングポイントが置かれるべき眼鏡枠の眼鏡平面上の位置（眼鏡レンズの用語JIS T 7330）を指しているが，ここではこれに対応するレンズ面上の点を指す。付加されたプリズムとは，累進レンズのプリズムシニングや処方プリズムを指す。
注3)　国内においては，眼鏡レンズ後面頂点から角膜頂点までの距離と，角膜頂点から眼球回旋点までの距離をそれぞれ12mmと13mmで計25mmを基準としているところからきている値である。

屈折力が加工された面側で，遠用部と近用部の定められた測定位置をレンズ当てに載せて測定することになっている。ただし，累進レンズに限っては，メーカーおよび製品によって例外があるので，メーカーの指示に従って測定する。

さて，レンズ当ては後面頂点の位置を決めているため，レンズ当てから浮いた状態やレンズが傾いた状態で測定すると度数誤差が出る。レンズ当ては一般に直径10 mm φ 程度と小さく安定しないので，後面が球面形状でも傾きやすく，乱視面の場合には一層傾きやすいので注意してレンズ当てに載せる。

手動式に限られるが，処方プリズムやプリズムシニング加工がされたレンズを測定する場合にはプリズムコンペンセータ[注4]を使用する。色収差が軽減されて測定しやすくなるメリットがある。

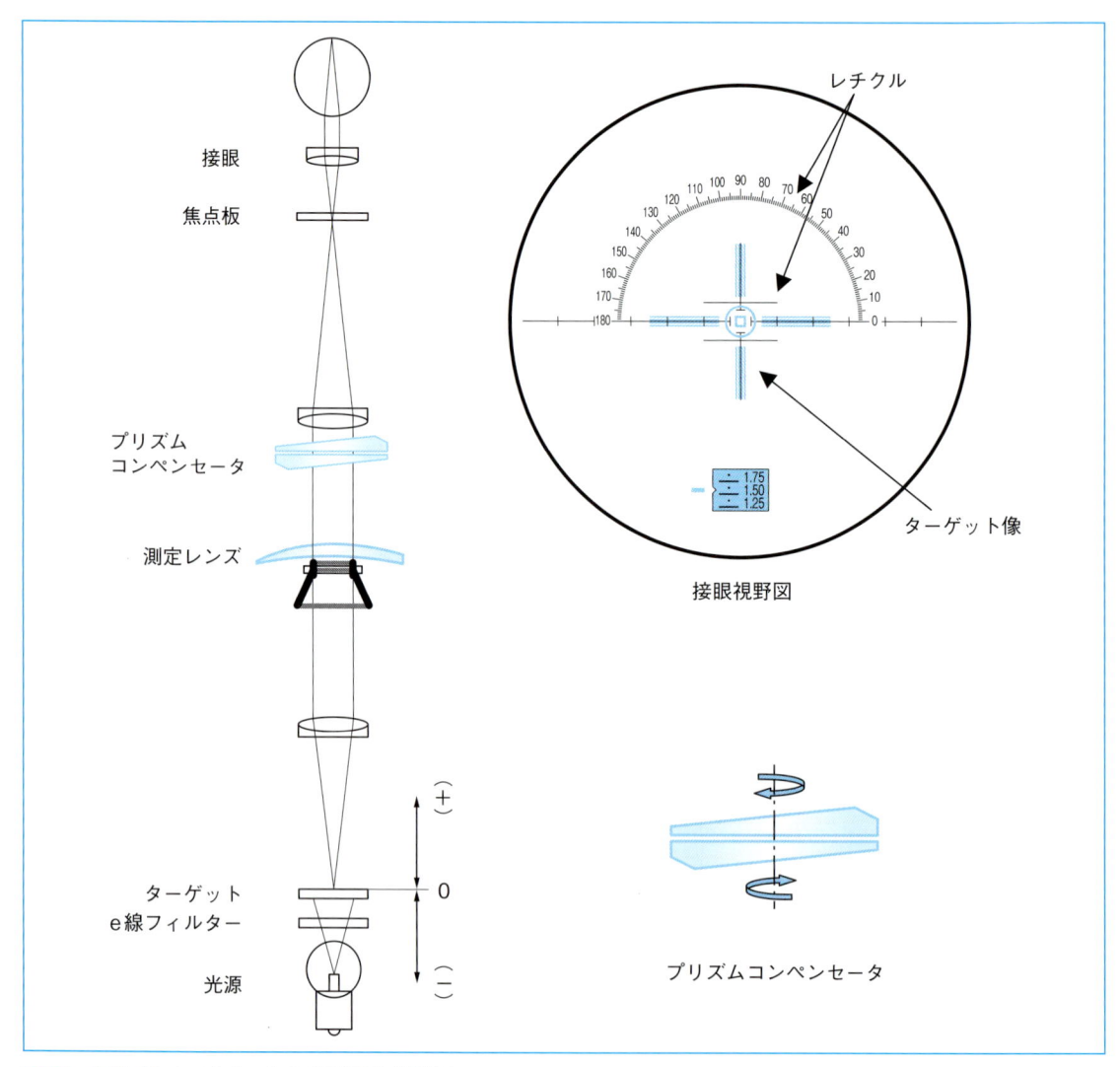

図2 手動式レンズメータの光学系と視野図
手動式レンズメータの光学系。ターゲットの移動量から屈折度数が求まる。

注4) プリズムコンペンセータ：同一のプリズム屈折力をもつ2枚の平面プリズムを図のように重ね合わせて互いに反対方向に同一角度回転させると，回転角に応じてプリズム屈折力（ベース方向は紙面に垂直）が得られる。レンズメータの光路中に挿入して偏向したターゲット像を視野中心にもってくることで測定レンズのプリズム屈折力を測定することができる。

自動式にはこのプリズムコンペンセータが装備されていないので、そのままで測定することになる。後述するFOA, IOAなど測定方式による影響を受ける可能性がある。

光学中心を外れても、レンズ当てに載せさえすれば何らかの値に測定されるが、その値は眼に作用する屈折力でないので厳密には意味をもたない。

なお、プラスチック材料は熱膨張率がガラスに比べて一桁大きいために、精度の高い測定を行う場合は温度管理が必要になる。世界的に23±5℃と定められている。

2 マニュアル式レンズメータ

1) 測定方式

マニュアル式の測定原理はメーカーによらず共通で、図2のように、レンズ当てにレンズ後面を載せたときに、その後面頂点からその焦点までの距離を換算して屈折力を求める。測定光は一般に直径8mmほどで通常の視線より太い光線束を使用しているが、装用状態に近い。

2) 使用上の注意

接眼を覗くタイプ、いわゆる望遠式は、測定者がターゲットのピント合わせをして測定するので、測定者の眼が調節すると測定精度に影響する。測定者の調節が入り込まないように設定とともに測定を行う。

①測定前に接眼レンズの視度調整：眼が調節しないようにレチクルにピントを合わせるには、接眼を最大引き出して、いわゆる雲霧をかけた状態にしてから、焦点板のレチクルにピントが合うところまで追い込んで行く。レチクルにピントが合ったところで止める。追い込み過ぎてピントが合わなければ再度接眼を引き出してから追い込む操作を行う。

②測定ノブの回転方向：ターゲットのピントの合わせ方は、測定者の調節が入らないように、測定ノブをいったんマイナス強度側に回転させてからプラス度数側に回転して合わせる。行き過ぎたときは、再度マイナス強度側に戻してから合わせる。

③ピントの合わせ方：最初に合わせたレチクルを見ながらターゲットのピントを合わせる。①で視度調整を行ったにもかかわらずレチクルがボケる場合は、再度視度調整が必要。確認のためにレンズ当てには何も載せないで、測定ノブを回してターゲットのピントを合わせたとき、度数目盛が0.00であれば正確な測定ができている。

年齢が若い人ほど調節力が入りやすいため、一層の注意が必要である。

なお、手動式は自動式に比べて扱いが面倒なところはあるが、ターゲットの結像具合からレンズ面の仕上がり具合などがある程度確認できるなど、自動式にはない特長があり有用である。

3 自動式レンズメータ

1) 測定方式

絶え間なく進化して高性能化する電子技術を背景に、自動式の測定方式はメーカー各社により、また同一メーカーでも開発時期によって異なりブラックボックスである。

そのなかでも一般に知られているのは、4光点方式で、発した光線が被検レンズを通過した後にレンズ当ての開口部を経由して受光素子上に投影される。このときの受光素子上の4光点の位置および間隔から屈折度数を換算して表示するものである。測定光線は手動式と大きく異なっている。

2) 使用上の注意

自動式に特有な設定項目と留意点について述べる。まず、受光素子の感度特性などから、測定光の波長域を吸収するような特性のレンズや透過率が全体的に低いレンズは測定が不能となることがある。詳しくは個々の装置のマニュアルを参照願いたい。

（1）装置への電源投入時の注意

自動式の多くの装置は、電源ON時に測定装置

のキャリブレーションを行う設定にしているため，電源投入直後はレンズ当てに何も載せない状態で待つ．

(2) 測定光の確認およびアッベ数の設定

測定可能な状態になってから，レンズ当ての開口部に白紙を載せて測定光を確認する．緑色光であれば基準波長相当になっているのでそのまま測定値を直読してよいが，赤色または光を感じなければ赤外線なので，レンズの材料のアッベ数を何らかの形で装置に入力しないと正確な値は得られない．この設定は機種によっても異なり，表示画面で入力する機種やディップスイッチなどによって切り替える機種などがある．

(3) 表示モード

a. 表示度数ステップの設定

測定度数の値の丸め方に関するもので，表示ステップとして0.25D，0.12D，0.01Dなどが選択できる．測定の目的に合わせてステップを選ぶ．レンズの屈折度数の確認であれば，0.12Dステップで用足りる．

b. 乱視レンズの度数転換

乱視度数の表記については国内の慣習となっている．遠視性乱視；Sph（＋）/Cyl（＋），近視性乱視；Sph（－）/Cyl（－），混合性乱視；Sph（＋）/Cyl（－）で表記することが一般的である．自動式では測定した乱視度数の転換が簡単にできる．

c. プリズム屈折力の表示

プリズム表示で基底方向については，いろいろな表示が可能で，極座標や直交座標などへの転換ができる．

(4) 加入屈折力測定モード

面倒な多焦点レンズや累進レンズの加入屈折力の測定のために，自動式の中には特別な測定モードが装備されているものがある．累進レンズの度数勾配やピーク度数値などから求めているもので目安として使える．正確にはレンズメーカーが供給するアライメントシールを水平基準マークを基準に貼り，メーカーが指定する面側の正確な位置で測定することが望ましい．

4 眼鏡レンズ測定の留意点

手動式と自動式など各種レンズメータの精度確保のために，JIS規格にはレンズメータ用検定基準レンズがある．すべてのレンズメータは，この検定基準レンズで一定の精度内に入るように調整

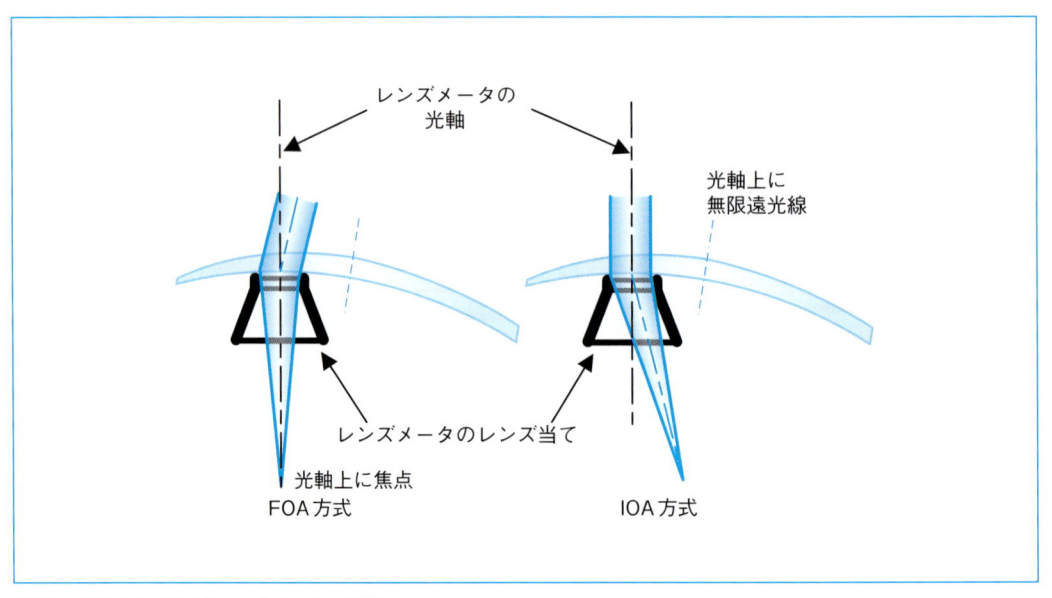

図3 FOAとIOAレンズメータの違い
手動式レンズメータはFOA方式，自動式の多くはIOA方式である．

されている。この調整は検定基準レンズの光学中心で実施されることから，眼鏡レンズの光学中心をレンズ当てに載せて測定すれば，測定光線はほぼ同一経路をたどるので測定度数は基本的に一致するはずである。測定光線が異なる経路をたどるようになると，測定値に差異が生じる可能性がある。

1) FOA & IOA レンズメータの方式

測定方式の違いが測定値の違いにつながるのは，検定基準レンズを使って精度調整がなされていないプリズムが付加されたレンズやレンズ周辺部を測定した場合である。いずれもプリズム作用があるレンズである。

ISOではこのレンズメータの方式の違い（図3）を Focus on Axis（FOA）と Infinity on Axis（IOA）の二つに分類して，互いに測定差異が発生する可能性があるとして技術情報を公表している。IOA方式は多くの自動式が，FOA方式は手動式である。

このようなプリズム屈折力が加わったレンズを測定しなければならないのは，処方プリズムレンズとプリズムシニング処理を行った累進レンズの場合で，レンズを心取り点またはフィッティングポイントにレンズ当てをあてて測定する場合である。これらの場合，レンズ当てにレンズの後面を載せることから，プリズムは前面に付加された状態で測定されることになる。枠入れ加工後は一般に後面にプリズムが付加されるために，実際に装用した状態と同じ光線で測定できるわけではない。この点も差異が生ずる原因となる。

このほかに，レンズ周辺部における測定が定められているのは，多焦点レンズや累進レンズの近用部の屈折力測定，すなわち加入度の測定であるが，これらは，装用したときに実際に眼に作用する屈折度数の測定ではなく，メーカーが保証している値を測定確認するものである。一般に，屈折度数のとびの半分以下程度の誤差で，実用上の問題は少ないが，方式の違いによって測定値が異なるのはメーカーとしては困った問題である。

この違いを理解してもらうために，レンズの規格の定義欄に記載されることになった。

繰り返すことになるが，プリズムが無い位置での屈折度数測定は，IOAとFOAでは差がないので方式の違いが問題になることはない。

（高橋文男）

5 眼鏡処方に必要な屈折検査
A. 他覚的屈折検査
a. オートレフラクトメータ

1 オートレフラクトメータの使い方

　最新のオートレフラクトメータ（以下，オートレフ）には，自動追尾（オートトラッキング）や，自動測定開始（オートスタート）機能が備えられており，誰が測定しても同じ結果が得られるように思われているが，検者間で最大1.50Dもの差が生じることも珍しくない。この事実が，オートレフの評価を低下させている。問題はオートレフの装置にあるのではなく，それを扱う検者側にある。
　オートレフを用いて極力正しい屈折値を得るには以下のような心がけが必要である。

1) オートレフの設定

　オートレフの初期設定では，測定の迅速さを強調するために，クイックモードに設定されている。クイックモードでは，1回の雲霧機構が作動した後に，数回の屈折測定を繰り返して，測定を終了する。これでは，十分な雲霧が得られず，調節緊張をあまり排除できない。十分な雲霧効果を期待するためには，繰り返し雲霧機構を作動させる必要がある。1回の雲霧機構が作動した後に1回だけ屈折測定を行い，これを数回繰り返す測定モードに切り替える必要がある。

2) オートレフの操作時に心がけること

　①測定中に額が額当てから離れたり，首に過伸展が加わらないように，オートレフの光学台の高さや，被験者のかける椅子の高さを調整する。
　頸部に過伸展が加わると，十分な自発開瞼を困難にさせ，リラックス状態を作りにくい。全身の緊張を抜いてリラックスした状態で測定することが大切である。
　②測定中の眼の高さが適切になるように，顎台の高さを調整する。
　微妙な眼の動きに対して，瞬時に追随できるように，ジョイスティックの中央位置が瞳孔中心にくるように，測定開始前に顎台と顔面位置を調整しておく。
　③視軸系の屈折が測定できるように，固視標を正しく見てもらう。
　内部視標をもたない旧式のレフラクトメータやスキアスコピーでは，漠然と遠方を見るように指示する。しかし，オートレフでは内部視標を有し，雲霧機構を備えているので，視標の中心部分を正しく注視することが大切である。もちろん，いたずらに凝視させてはいけない。眼の光学系では，光軸と視線は異なっており，光軸方向の屈折値と視線方向の屈折値は異なる（図1）。ボーッと真っすぐ前を見た状態では光軸方向の屈折値を測定する可能性がある。特に，角膜曲率半径が小さく，角膜の頂点と瞳孔中心位置がずれている症例では，乱視量や乱視軸に差が生じることがある。自覚的屈折検査に必要なのは視線方向の屈折値である。
　④眼瞼や睫毛が測定系を遮らないことをモニターで確認する。
　眼瞼や睫毛，前髪などで，測定系を遮ると，測定系の受光面に像の乱れが生じて，正しい検査が行えないので，特に注意が必要である。
　⑤角膜に映し出されたマイヤーリングに乱れがないことを確認する。
　マイヤーリングの乱れは，涙液膜が破綻した状態で生じる。瞬目直後はきれいなマイヤーリングが得られるが，しばらくすると，乱れが観察され

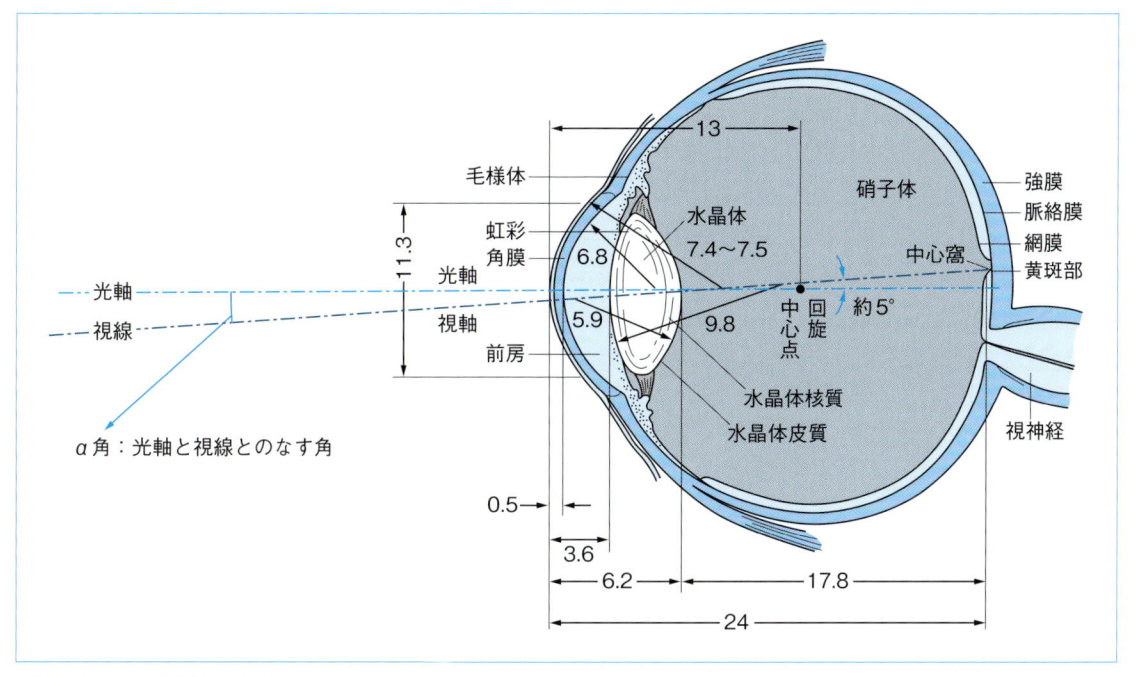

図1 眼球の光学系と構造

る。この時間は涙液膜破壊時間（BUT）である。涙液膜が破綻した状態では，正しい屈折値は測定できない。きれいな涙液膜が観察されている間に測定することが大切である。マイヤーリングの歪みは角膜乱視を示しており，マイヤーリングが丸いときには角膜乱視はなく，楕円のときには角膜乱視が存在し，楕円の形から角膜乱視の大きさも推測できる。また，マイヤーリングが逆さおにぎり型に歪んでいるときには，円錐角膜診断の一助になる。

⑥オートトラッキング機構が作動しない程度に，検者が正しくトラッキング操作を行う。

正しい屈折値を測定するためには，測定系の中心と視線とが完全に一致したところで測定を行う必要がある。しかし，オートトラッキングでは測定系の中心と瞳孔中心がおおよそ一致したところで測定開始を許可している。この機能に甘んじてはいけない。

3）測定中にモニター画面で観察すること

①角膜表面や中間透光体に測定系を遮るものがない。

モニター画面は赤外線で徹照して，眼球光学系を観察しているので，角膜変性症や白内障，硝子体混濁など，前眼部から中間透光体の光学系の異常を映し出している。後に行う矯正視力測定で良好な視力値が得られない原因を，他覚的屈折検査時に予測することができる。

②瞳孔の動きを観察する。

通常は，雲霧機構が作動すると瞳孔の大きさが変化する。調節緊張が生じている瞳孔は縮瞳傾向にある。正常者ではオートレフの雲霧機構が働くと，瞳孔は速やかに縮小し，緩やかに散大する。この動きのなかで，十分に散大したときに測定された屈折値には調節の関与が少ないと考えられる。調節緊張がある場合には，一度縮瞳した状態が持続して，戻りにくい。このような場合には，優しく声かけをして，検査に対する緊張をほぐしてあげると，緩やかに散大する場合がある。それ

でも十分な散瞳に戻らない場合には，測定された結果に調節緊張が介入していることを意識して，次の自覚的屈折検査に進む必要がある。

　③測定ごとのデータを観察しながら，測定する。
　1回雲霧ごとに1回のデータを記録して，これを数回繰り返し，データにばらつきがなければ，理想的な測定が行われたと判断してよい。データにばらつきがあるときには，オートレフのデータはあまり参考にならないことを意識して，次の自覚的屈折検査に進む。

4）測定結果の印刷
①測定の平均値のみではなく，測定したデータすべてをプリントアウトする。
　データの安定性はオートレフの値の信頼度を示すので，測定の平均値のみでは信頼度は隠されてしまう。記録しただけのデータをすべてプリントアウトすることが望ましい。
②測定エラーも重要な測定結果であるので，記録に残す。
　オートレフで正しい屈折検査が行えない例では，必然，測定エラーも多くなる。オートレフで正しく記録できない症例であることを記録に残すためにも，エラーデータもプリントアウトしておくことが望ましい。

2　手持ち式オートレフ（図2）の注意点

　最近ではスキアスコピーに代わって，手持ち式オートレフが汎用されるようになっている。固定式のオートレフトの違いを理解し，以下の点を考慮する。
①被検者が水平方向を見た状態で測定する。
②被験者の顔面と装置の測定面が平行になるように維持する。
③乱視軸を適切に測定するように，装置を被験者の顔面に対して水平に保つ。
④被験者の角膜と装置の距離を一定に維持する。
　手持ち式の場合には検者と測定機器の距離を一定に保つことが困難なために，測定値の誤差が大きいことを承知しておく必要がある。特に，測定に協力が得られにくい被験者の測定のために，クイックモードが備えている場合には，クイックモードで測定されたデータはさらに信頼度が低いと考え，時間と場所を変えて測定を繰り返し，頻度の高いデータを採用することが望ましい。

3　装置の特性について

　固視標が内蔵され雲霧機構が備えられた装置では，透過式で外部に視標を設ける装置に比べて，

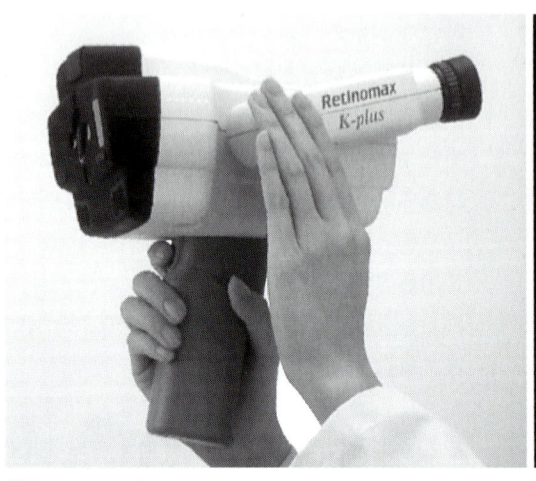

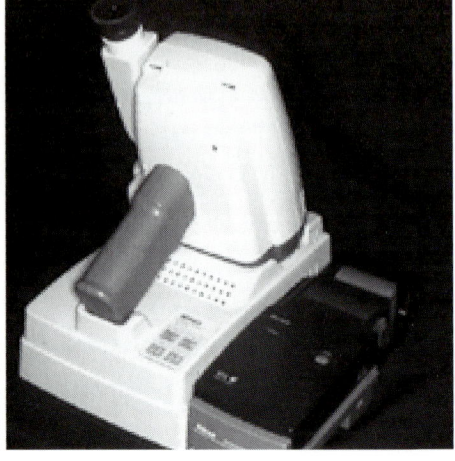

図2　ハンディーレフ

遠視眼の測定には適しているが，近視眼で調節が介入しやすい。反対に，透過式の装置では，近視眼の測定には有効であるが，遠視眼では調節が介入しやすい。もちろん，どちらの装置を用いても，遠視眼は近視眼に比べて，調節の介入が強い傾向にあることは承知しておく必要がある。

〔梶田雅義〕

Ⅱ. 眼鏡処方の基礎

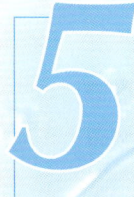

5 眼鏡処方に必要な屈折検査
A. 他覚的屈折検査
b. 検影法（レチノスコピー）

1 検影法とは

　レチノスコープ retinoscope（スキアスコープ skiascope）と板付レンズあるいは検眼レンズを使用した他覚的屈折検査で、レチノスコピー retinoscopy（スキアスコピー skiascopy）という（図1）。日本では、略してスキアと呼ばれることもある。昔は中央に穴の開いた平面鏡あるいは凹面鏡に被験者の頭の横位置に置いた暗室灯を反射させて行っていた。レチノスコープにはストリークレチノスコープ streak retinoscope とスポットレチノスコープ spot retinoscope があるが、眼鏡矯正には乱視軸の判定精度が高いことから前者が広く使われている。後者は乳幼児の屈折のスクリーニング検査に優れている。本書では眼鏡処方にとって優れているストリークレチノスコープを使用しての検影法を説明する。

1）検影法の精度

　検影法は目の屈折異常を乱視軸も含めて他覚的に測定する方法で、熟練すれば±0.25 D程度ともいわれるほど検査精度も高く、眼鏡やコンタクトレンズ矯正にとって不可欠な検査である。日本ではオートレフラクトメータが汎用され、レチノスコピーを臨床で使用している眼科医は少なくなっているが、欧米では現在でも高く評価されている他覚的屈折検査である。

2）検影法の利点と意義

　同じ他覚的屈折検査であるオートレフラクトメータと比較して、検影法にはさまざまな利点がある。両眼開放の自然瞳孔で検査ができるため調節が入りにくく、屈折検査以外の分野においても、円錐角膜の早期発見に有用であり、さらに、瞳孔、中間透光体、網膜後極部の色調を徹照観察できることから、予想していない眼疾を発見する機会をもつことになる。このような付加的情報を得ることができる検影法を日常の診療でもっと使って欲しい。一度使いこなせたら、手放すことができなくなる検査である。
　この検査法を眼科医や視能訓練士が絶対にマスターしなければいけない一番の理由は、自覚的な検査に対して反応のできない乳幼児などの患者の眼鏡矯正が、できるかどうかにかかわるからであ

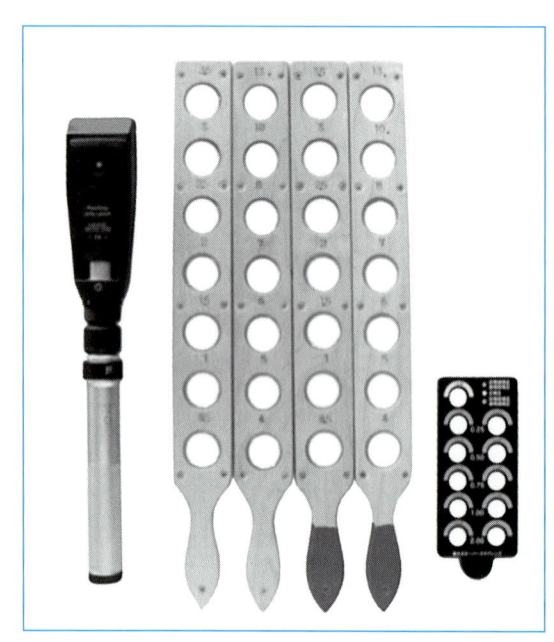

図1　レチノスコープと板付レンズ
　レチノスコープと板付レンズにはさまざまなものが市販されている。右の小型のものがオーバーレチノスコピーのための板付レンズで、この1枚で済ませることができる。

る．検影法が使えないことで視力検査ができる年齢まで眼鏡処方が延期されることは避けたいものである．特に，斜視，弱視診療を扱うすべての人はマスターしておくべき検査である．

2 検影法の原理

　検影法の原理を簡単に理解するためには，被検者の網膜上にある光源の光は必ず遠点で焦点を結ぶことを考えればよい．レチノスコープはただ単に光を入射して網膜に新たな反射光源を作っている．カメラでフラッシュ撮影した人の顔の瞳が赤目に映る現象と同じである．この反射光の焦点（遠点）が検者の瞳孔面から離れて前後にあるときは，レチノスコープをわずかに回転させることで，検者の虹彩によって遮断された部分が陰影となり，検者には被検者の瞳孔領の明暗の動きとして認識される．

　しかし，焦点と瞳孔面が一致している場合には動きが見られず点滅状態に変わる．そこで，被検者の眼前に置いたレンズ度数を変えることによって，網膜反射光源の焦点を検者の瞳孔面に一致させると点滅状態になる．そのときの度数と検査距離から換算して被検者眼の屈折度を判定する．

1) 網膜反射陰影の動き

　レチノスコープをわずかに回転することによって生じる網膜面の反射光と陰影の境界の動きは，被検者眼の焦点位置（遠点）と検者の瞳孔面との前後の位置関係によって変わる．その網膜反射光と陰影の境界の動きには，同行，中和，逆行の三つがある（図2）．

　レチノスコープの光源は開散光線，平行光線，収束光線に変更することができる．網膜反射光と陰影の境界の動きは，レチノスコープの光源が開散あるいは平行光線と収束光線で逆の動きになり，開散あるいは平行光線で同行する場合は，収束光線では逆行になる．

①同行with motion：レチノスコープの回転させた方向と被検者の瞳孔領に認識される網膜反射光と陰影の境界の移動の方向が同方向となる．

②逆行against motion：レチノスコープの回転させた方向と被検者の瞳孔領に認識される網膜反射光と陰影の境界の移動の方向が逆方向となる．

③中和neutrality：レチノスコープを回転させても，瞳孔領の網膜反射と陰影の境界の移動が認められずに点滅の状態になる．この中和の状態は被検者の眼球の遠点が，検査距離にかかわらず，検者の瞳孔面に結んでいることを意味し，この中和の状態を利用して被検者の屈折度を判定する．

付）病的な反射陰影の動きには，円錐角膜などの収差や乱視の強い眼球状態に見られるハサミを開いたり閉じたりするようにみえるハサミ運動scissors movementがあり，円錐角膜の早期発見に有用である．

2) 被検者の屈折度を決める計算式

　被検者の屈折度は中和に要した板付レンズの度

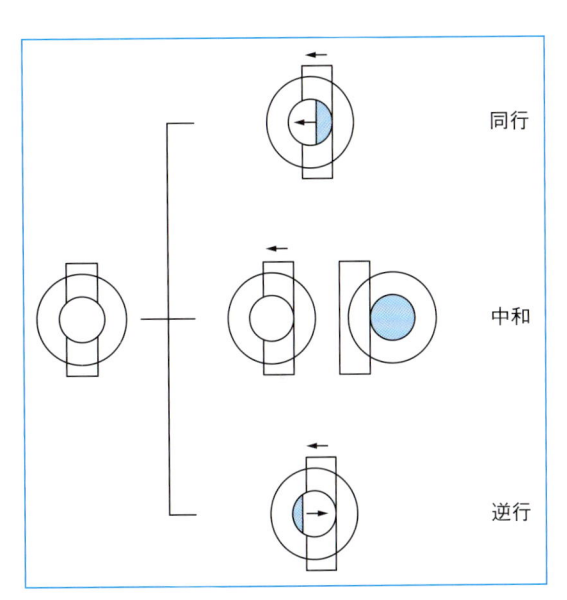

図2　網膜反射陰影の動き
　光束を瞳孔中央に入れて全体が反射することを確認して，右（あるいは左）の瞳孔縁から動かすようにする．同行は光束を置いた瞳孔縁の同側から，逆行は瞳孔縁の反対側が網膜反射陰影の動きのスタートになる．中和は光束が瞳孔領に少しでも入ると瞳孔領全面が反射し，光束が外れた瞬間に消える．光束はゆっくりと左右に振り，振り幅は瞳孔巾以上には振らないこと．

数と検査距離に応じた屈折度から，以下の計算式で求められる。

被検者の屈折度（D）＝中和に要した板付レンズ度数（D）－1/検査距離（m）

　検査距離が50cm（0.5m）で［中和に要した板付レンズ度数（D）－2.00（D）］（D）となることから，板付レンズが＋2.00Dで中和する眼球が正視（屈折度0.00D）ということになる。引く数値は，検査距離67cmで1.50D，75cmで1.25D，1mでは1.00Dとなる。日本人の腕の長さと計算のしやすさから検査距離50cmが勧められる。検査が慣れるまでは紐などをつけて練習するとよい。

3　検影法の手技

　これまでの成書にはレチノスコープは開散光での観察が基本として記載されている。しかし，網膜反射の動きを判定する場合には，開散光でも収束光でも，同行から中和に移る時を判定するほうがわかりやすい。そのため，レチノスコープの光束に開散と収束のどちらを選ぶかは，乱視矯正にプラス円柱レンズとマイナス円柱レンズのどちらを使うか，板付レンズのレンズをマイナス側あるいはプラス側から重ねるかによって変えて構わない。さらに，光束の巾や検査距離も適宜変えることによって判定が楽になることも知っておくとよい。

1）検査方法の基本と手順
（1）検査環境，姿勢（図3）
　検査室は半暗室が望ましい。慣れれば直射日光が当たらなければ明室でも可能である。検者，被検者が真っすぐに対峙し，被検者には耳をかすめて固視目標を真っすぐに見てもらうようにする。右目は右目，左目は左目で観察することがすすめられる。片眼でしか固視できない場合には，検者がやや下から覗くようにして，頭越しにかすめて固視目標を見てもらい，被検者の左右眼で同じ観察条件になるように工夫する。固視目標は最低でも3mは離したい。板付レンズは角膜頂点から12mmが基本であり，以下の眼鏡や検眼フレーム上から行うオーバーレチノスコピーのときにはフレームに接触させるとよい。検査精度を高めるためにも検査距離のみでなく，板付レンズの保持位置も重要である。

（2）レチノスコープの振り方と観察のポイント（図2）
　検影法が難しいという人の検影をみていると，レチノスコープの左右の振りが大き過ぎることと速過ぎることが挙げられる。レチノスコープの光束は瞳孔領の巾の中で，ゆっくりと振ることである。まずはじめにレチノスコープの光束を瞳孔の中心にしっかりと入れて，網膜反射光を確認してから，光束を瞳孔領から外すことなく瞳孔縁まで少しずらし，ゆっくりとスキャンニングをはじめ

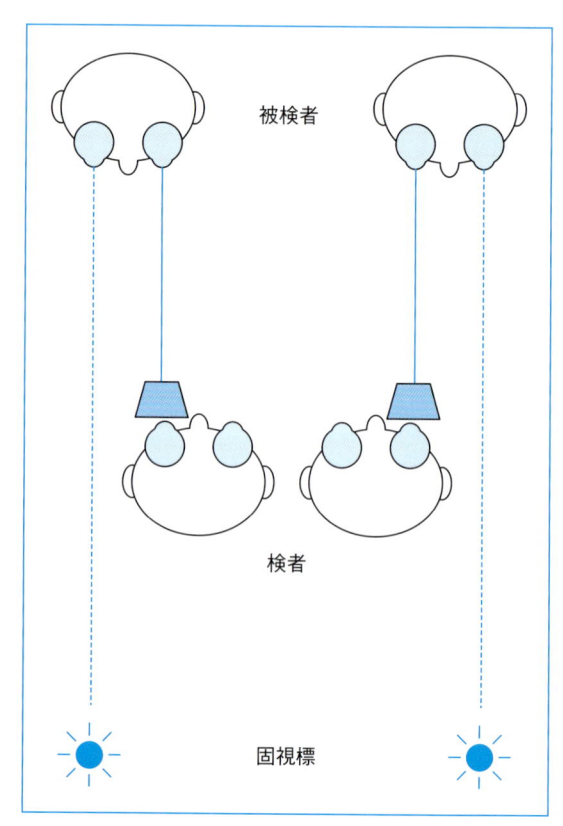

図3　検影法の観察位置の基本
　観察の基本は右目は右目，左目は左目で，耳をかすめて固視標を見てもらう。固視標までの距離は少なくとも3mは欲しい。

る。そして同行の場合には光束のある瞳孔縁から出現する陰影の部分を確認し，逆行の場合には光束の対側縁から始まる陰影の部分を確認するのがコツである。

(3) 散瞳すべきか

被験者の瞳孔を散瞳したほうが検影がしやすいと思いがちだが，基本的には散瞳しないで行う。その理由は散瞳すると角膜，水晶体の屈折系による収差が影響し，中心部と周辺部の動きが異なるなど判定がかえって難しくなる。調節性内斜視などで，どうしても調節麻痺薬を使用しての観察が必要なときには，同度数の板付レンズで開散と収束を交互に変えて中央部の動きの同行と逆行の比較で観察して中和を求めると間違いにくくなる。

4 検影法の臨床での使い方

検影法の臨床での使い方には次の三つがある。

①患者の裸眼状態で検影し屈折度を決定するための使い方
②患者の装用レンズの上から検影を行って矯正度数の適否を判定する使い方
③動的検影法といわれる調節検査のための使い方

日本で検影法が普及しない原因の一つに，検影法とは熟練した技術が必要な①の目的で使うものとの思い込みがある。この方法は最終屈折値は結果が出るまでわからないのだから，当然ながら難しい。しかし，オーバーレチノスコピーという②の使い方は，単純に＋2.00Dで中和する板付レンズの度数という明確な目標値があるために判定しやすく，さらに以下に説明するように実際の臨床での使い道が多い。③は②が使いこなせるようになれば難しい技術ではないが，調節ラグを考慮することが必要になり，日本ではほとんど使われていない。

検影法をマスターするためには，取りかかりやすい②の方法から練習することを勧める。①と③の方法は，②をマスターすれば，いつの間にかマスターできているはずである。以下の説明は50cmでの検査が前提で行う。

検影法では中和する板付レンズや装用レンズがどのような臨床的な意味をもつかを理解しておく必要があり，その一覧を表1に示す。

1) 裸眼での検影法による屈折検査

通常の教科書には検影法といえば裸眼の屈折値を求めるこの方法が記載されている。単純に考え

表1 レチスコピーの光束の違いと中和の意味

検査距離50cm

光束	収束	同行						中和	逆行						
	開散	逆行							同行						
板付レンズ度数		+4.00	+3.50	+3.00	+2.75	+2.50	+2.25	+2.00	+1.75	+1.50	+1.25	+1.00	+0.50	+0.00	−0.50	−1.00
裸眼検影法で中和した板付レンズ度数の意味			+1.50 遠視			+0.50 遠視		正視	−0.50 近視		−1.00 近視		−2.00 近視			−3.00 近視
収束光線でのオーバーレチノスコピーの中和の意味		同行						中和	逆行							
		−0.50近視過矯正，+0.50遠視低矯正														
		同行					中和	逆行								
		−1.00近視過矯正，+1.00遠視低矯正														
		同行						中和	逆行							
		正矯正														
		同行							中和	逆行						
		−0.75近視低矯正，+0.75遠視低矯正														

裸眼のレチノスコピーでは板付レンズ＋2.00Dで正視眼は中和する。オーバースキアで同行から中和に移行した板付レンズの度数から2を引いた度数が正矯正からのずれの量になる。オーバースキア専用の板付レンズが少なくて済む理由は，近視過矯正，遠視低矯正が＋2.00D以上の凸レンズだけで判定でき，＋2.00Dまでで中和しなければ近視過矯正，遠視低矯正でないと判定してよいからである。オーバーレチノスコピーは検査時間の短縮にもなる。

れば，これも 0.00 D の眼鏡を装用したオーバーレチノスコピーと同じことである．基本の手順は次のとおりである．

(1) 一つの主経線の確認

検査距離を 180°の経線にそって光束をスキャンし，光束と反射光線の動きが平行に移動しているかを確認し，平行して移動していないときは光束を回転させて平行に移動するようにして乱視軸の確認をする．

(2) (1) の主経線の度数の確認

その経線で板付レンズの度数を変えながら，2.00 D で中和する板付度数の確認をする．

(3) 直交する主経線の度数の確認

光束を 90°回し直行する主経線を (2) の板付レンズの度数でスキャンし同じく中和であれば乱視がないと判断する．同じ度数で中和していない場合は，改めて中和する度数の確認をする．

以上の方法で得た結果を，慣れるまでは屈折図の直行する二つの主経線にそれぞれの板付レンズの中和度数を記載し，その後に 2.00 D 引けば実際の屈折値となる（図4）．

2) 矯正レンズ上からの検影法による矯正状態の確認

眼鏡やコンタクトレンズ上からの他覚的屈折検査（オーバーレフラクション）で，自動屈折計でもコンタクトレンズでは可能であるが，眼鏡テストフレームや眼鏡上からは正確な測定が難しい．しかし，オーバーレチノスコピー（オーバースキア）は眼鏡テストフレーム上でも信頼性の高い測定が可能である．オーバーレチノスコピーのほうがさまざまな臨床場面で応用できる．

(1) オーバーレチノスコピーと光束

オーバーレチノスコピーでは収束光線の使用がすすめられる．その理由は，近視過矯正（遠視低矯正）を発見することが目的であり，板付レンズの＋4.00 D 前後の度数から重ねることで，反射陰影の動きが観察しやすい同行で判定できるからである．調節の影響を考えてマイナス側のレンズを重ねたくないということもある．

(2) オーバーレチノスコピー用の板付レンズ

最近，オーバーレチノスコピーを 50 cm の測定距離で行うことを考慮した板付レンズが出ている．＋2.00 D をスタート位置としたもので，同一測定距離のままで精度を上げるために 0.25 D 刻みの度数になっている．通常のテストレンズも併用することから，必要とする板付レンズの度数も限定されるために，1 枚の板付レンズで済むので便利である．

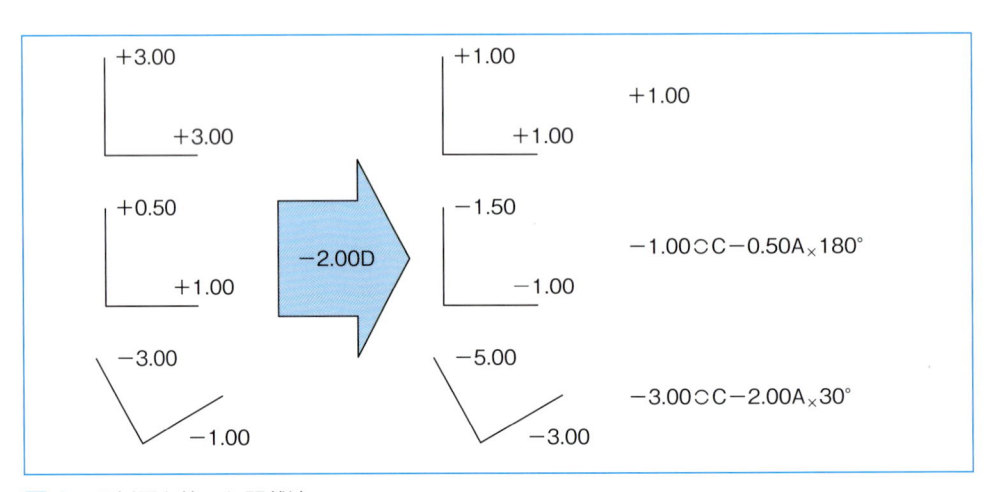

図4 屈折図を使った記載法
慣れるまでは屈折図を使って板付レンズの結果をそのまま記載してから，2.00 D を引いた値を新たな屈折図に書き直せばよい．

(3) オーバーレチノスコピーの臨床での使用場面

a. 既往眼鏡，コンタクトレンズの度数が適切であるかどうかの確認

この検査が重要なのは，常用している既往レンズが近視過矯正，遠視低矯正という誤矯正の場合，その影響で自覚的屈折検査の値が，本来の屈折値とかけ離れた結果が出ることが多いからである。他院や眼鏡店処方の眼鏡レンズの場合にはデーターがないこともあり，レンズメータ値と新たな矯正値を比較するまで誤矯正を見つけることはできない。

しかし，オーバーレチノスコピーが使えれば，自覚的屈折検査を行わなくても，既往レンズが近視過矯正，遠視低矯正でないかの判定ができる。この時点で誤矯正と判定できれば，それ以降の屈折検査に調節麻痺薬を適応すべきかどうかなどの考慮を加えることができる。眼精疲労，肩こり，頭痛の原因が誤矯正のためと診断できることにもつながる。

ソフトコンタクトレンズの度数をレンズメータで測定するためには特殊な装置が必要であり，しかも，その測定精度は低い。そういう点からみると，コンタクトレンズの場合は処方データがない場合，オーバーレチノスコピーが使えなければ，装用コンタクトレンズの誤矯正を診断することができないことになる。

b. 矯正テストレンズの球面度数と乱視軸，度数の確認（図5）

ほとんどの眼科では視能訓練士などの検査員が検眼を行っていると思われる。やはり最終チェックは眼科医が行って欲しい。その最終チェックにオーバーレチノスコピーがすすめられる。検眼テストフレーム上から，図のようにレチノスコープを振ることによって球面レンズと乱視レンズの適不適をしかも非常に短い時間（10秒前後）で確認することができる。眼鏡の誤矯正は誤診であるという意識をもって，すべての眼科医が検査員の結果の確認を行って欲しい。誤矯正を見つけなければ，検査員の技術は上がりようがない。

c. コンタクトレンズの左右誤装用の確認

コンタクトレンズ装用者は左右眼の入れ間違いを気づかずに，片眼が見えなくなったということで受診することがある。このような場合，見えるほうの目は近視の場合には過矯正レンズを装用していることから，調節作用のために視力検査ではよい視力値を保っており，見えないほうのレンズが低矯正になっているという誤判断をしてしまうことになる。片眼の視力低下の場合には，常にコンタクトレンズの左右誤装用を念頭に置く必要がある。コンタクトレンズの左右誤装用の発見はオーバーレチノスコピーであればすぐに気づくことができる。

d. 雲霧度数が適切かどうかの確認

屈折検査の際に調節緊張をとる目的で，自動屈折計で測定した度数を＋側にずらしたレンズ付加による雲霧法が行われるが，その加入度数が本当に雲霧効果のある度数になっているかをチェックするために使われる。さらに，調節緊張が減少してきた雲霧の途中でオーバーレチノスコピーをして，雲霧度数を変更する必要が有るかの確認をする。

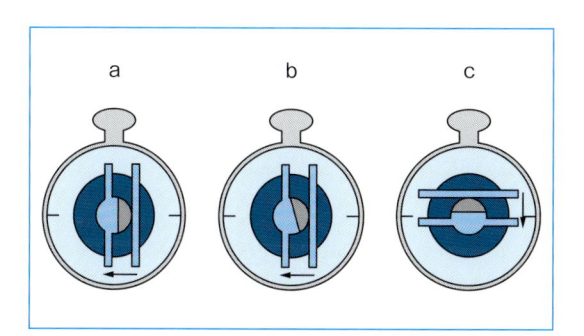

図5　検眼レンズ上での光束の動かし方の意味
a) 球面レンズ度数の確認：円柱レンズの検眼レンズの軸の印に沿って水平に光束を振ることで球面レンズ度数が正矯正か確認できる。
b) 乱視軸の確認：検眼レンズの乱視軸がずれている場合には網膜反射陰影と光束が平行に移動しない。平行に移動するように乱視軸を調整して確認する。
c) 検眼レンズの軸の印と光束を平行にして乱視軸に直角に光束を振ることで円柱レンズ度数が正矯正か確認できる。

e. 通常の検査に対応できない小児の眼鏡処方

通常の屈折検査ができない小児の眼鏡処方にとって，オーバーレチノスコピーは絶対不可欠な技術である．慣れると通常の検査よりも短時間で処方眼鏡度数の結果を出せるようになる．

テストフレームに予想される屈折値より2.00D程度＋側の球面レンズを装着してオーバーレチノスコピーを行い，主経線ごとに過矯正か低矯正かを確認し，段階的にテストフレームの装着する球面レンズを変えながら，＋2.00Dで中和する度数までテストフレームの球面レンズ度数を交換して最終度数を決定する．

f. 処方眼鏡完成，コンタクトレンズ再処方時のチェック．

自分が処方した眼鏡が完成し再受診したときは，眼鏡店が処方どおりのレンズを装着してくれたかレンズメータで確認する必要がある．その際，オーバーレチノスコピーも併用することが不可欠である．レンズメータでは処方せんとの一致を確認できるだけで，自分の処方が正しくできていたかの確認にはならず，処方時に調節の影響が取り切れていないなどで誤矯正になっていても気づくことができない．完成眼鏡上からのオーバーレフラクションで改めて誤矯正であったとわかることもある．

コンタクトレンズの再処方時には視力が低下していたとしても，近作業などの影響もあり，レンズ交換法の結果のみから度数変更することは避けるべきで，雲霧法を必ず行ってから，装用コンタクトレンズ上の検影法で確認することが誤矯正をふせぐために不可欠である．

3) 加入度数が適切かどうかの確認としての動的検影法

動的検影法は調節と輻湊が働いた状態での検影法で，固視目標を50cmなどに近づけての検影法である．調節ラグ，眼位などさまざまな因子がかかわるために正確な調節力を算出することが難しい．近用眼鏡度数の検出，近見時における両眼の調節状態のバランスをチェックするためなどに使われる．また，近見時の瞳孔の反応を見ることで瞳孔運動異常を発見することもあり，無意味な検査ではない．

〔鈴木武敏〕

II. 眼鏡処方の基礎

5 眼鏡処方に必要な屈折検査
B. 自覚的屈折検査

　自覚的屈折検査では，矯正視力測定と処方眼鏡度数決定のための矯正検査を別に考える必要がある．矯正視力測定では被検眼の最良視力が得られる矯正度数を求め，眼鏡処方のための自覚的屈折検査では眼鏡として使用したときに快適な見え方が得られる矯正度数を求める．

1 他覚的屈折検査を参照にした自覚的屈折検査

　極力正しく測定するように努力して取得したオートレフラクトメータ（以下オートレフ）の値を参照し，次の手順で，矯正視力測定を行う．
　測定を開始する前に，瞳孔間距離を測定し，適切な検眼枠を選択する．測定しないほうの眼の検眼枠には遮閉板を挿入する．

①円柱レンズ度数はオートレフ値より0.75Dだけ弱めに設定する．
　乱視を完全に矯正した場合，見え方は鮮明になるが，快適さを損なう症例がある．矯正視力に影響しない程度（0.75D）の乱視を残した矯正が許容されるかをここで確認する．
②円柱レンズの軸度はオートレフの乱視軸度を10度ステップで近似させた値に設定する．
　オートレフの値は球面度数には調節緊張が介入する可能性が高いが，測定エラーがなければ，乱視の値はある程度信頼できる．
③球面レンズ度数はオートレフ値から−0.75Dを減じた値に設定する．

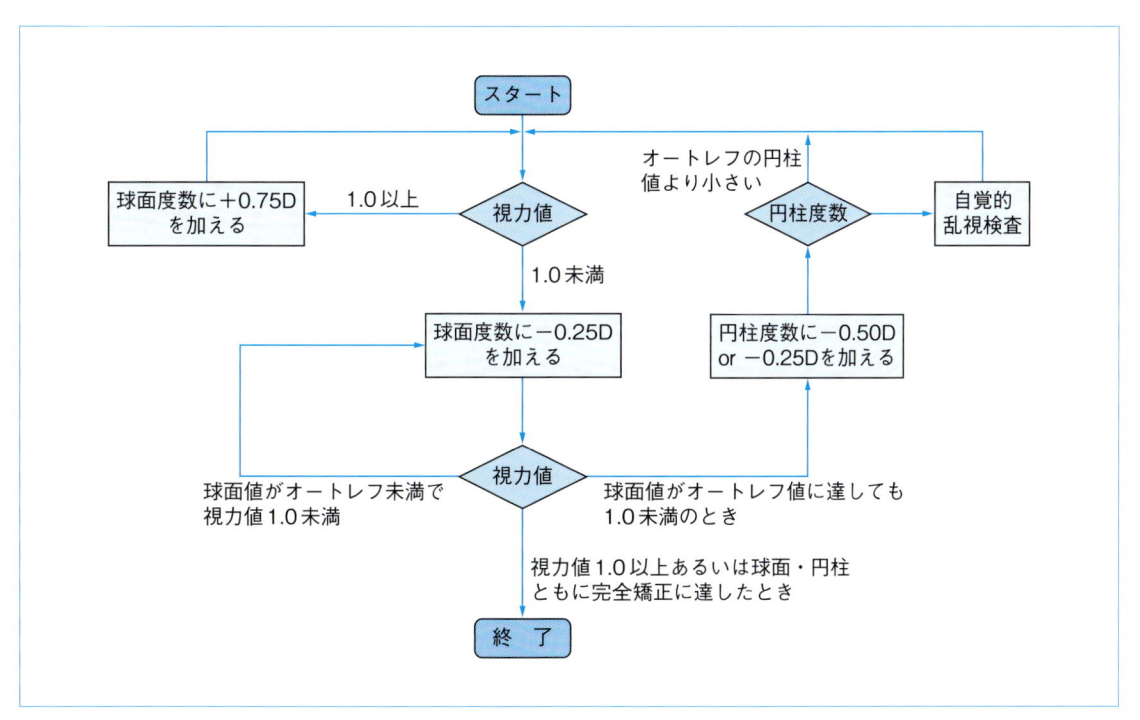

図1　視力測定フローチャート

オートレフの球面値には必ず調節緊張が介入していると考えて，遠視寄りの矯正から測定を開始する。

1）自覚的屈折値の測定

① 準備した矯正度数で，視力測定（図1）を開始する。
② 既に，視力値が1.0以上になっているときには，球面度数を−0.75D減じて，一度は1.0未満の視力になるまで球面度数を下げる（オートレフ値に含まれる調節緊張に配慮するため）。
③ −0.25Dずつ矯正度数を加えて，最良視力が得られる最弱屈折値を求める。通常は1.0以上の矯正視力が得られれば，測定を終了する。
④ 1.0以上の矯正視力が得られる前に，矯正度数がオートレフ値の球面度数を超えてマイナス寄りになってしまう場合には，円柱レンズ度数を強めて，「スタート」からやり直す。
　0.75Dの乱視を残した矯正を許容できない症例では，乱視の矯正を完全矯正に近づけることによって，より遠視寄りの球面度数で，良好な視力が得られる。
⑤ 円柱レンズ度数をオートレフの値に一致させても，1.0以上の矯正視力が得られる前に，球面レンズ度数がオートレフ値を超えてしまう場合には，円柱レンズを取り除き，球面度数をオートレフ値から−1.00D減じて検眼枠に入れ，乱視表やスリット板（図2）を用いて，自覚的な乱視軸と乱視量を求め（119頁参照），「スタート」からやり直す。最良視力が得られる最弱屈折値を求めて，終了する。
　角膜の不正乱視，あるいは水晶体や硝子体に異常がある場合にはオートレフの円柱度数が正しくない場合もある。この場合には自覚的な乱視測定が必要である。

2）適切な眼鏡矯正度数の決定

　矯正視力測定で得られた屈折値を参照して眼鏡レンズとして適切な矯正度数を求める。
　左右眼に2.00D以上の屈折差がなければ，両眼

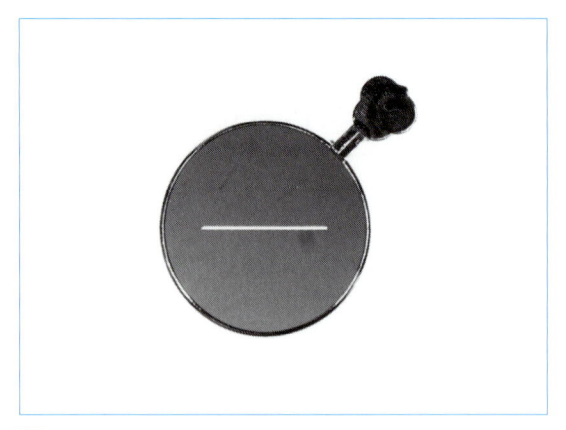

図2 スリット板

同時雲霧法で行う。通常の雲霧法では自覚的屈折値に+3.00Dを加えた検眼レンズを装用して，20~30分間，ぼんやりと遠方を見てもらった後に，測定を開始するが，両眼同時雲霧法では雲霧時間は設けずに，すぐに測定を開始する。

両眼同時雲霧法の手技

① 自覚的屈折測定で求めた円柱レンズおよび軸度を採用し，検眼枠に挿入する。
② 自覚的屈折値の球面度数に+3.00Dを加えた検眼レンズを両眼に挿入する。
③ 両眼開放の状態で，両眼を同時に0.50Dずつ視力を確認しながら，レンズ交換法に従って検眼レンズ度数をマイナス側に移す。
④ 矯正視力値が0.5~0.7程度に達したところで，左右眼のバランスを調整する。この際，最初の1回は見やすいと答えたほうの眼の球面レンズを−0.25Dだけ減じる。さらに，次も同じ眼が見やすいと答える場合には，次からは見づらいほうの眼の矯正を−0.25Dだけ強める。−0.25Dの差で，左右眼の見え方が交替し，同じ見え方にならない場合には，日常，無意識のうちに片目で見るときに開いているほうの眼が良く見える状態を採用する。
⑤ 左右眼のバランス調整が済んだら，両眼同時に−0.25Dずつレンズ交換法で球面レンズを加え，両眼視で最良矯正視力が得られる最弱屈折

値を求める．
⑥この度数で，眼鏡の試し装用を行う．左右眼の比較はさせないで，両眼で見て，日常生活に支障がないことを確認する．見え方に苦情がある場合には，適宜マイナス度数を加えるが，矯正視力測定で得られた屈折値は超えないように心がける．

3) オートレフ値の評価

オートレフ値に介入する調節の程度は，測定機種によってかなりの差がある．両眼同時雲霧法で決定した適正矯正度数と最初に取得したオートレフ値とを比較する習慣を身につける．たいていは両眼同時雲霧法で得られた屈折値よりも0.75D~1.25Dくらいオートレフ値のほうがマイナス寄りになっている．この適正矯正度数とオートレフ値を常に比較する習慣を身につけて，その差が特殊な症例を除いてほぼ一定の差で測定できるようになれば，調節異常者の発見が容易になる．もちろん，故意に同じデータになるような測定を行ってはいけない．常に，安定した一定のリズムで検査を進めることが大切である．

2 自覚的屈折検査による乱視の検出

1) 乱視表を用いた方法

(1) 乱視の検出

最小錯乱円の矯正から−1.00Dを減じて，近視眼ならば低矯正，遠視眼ならば過矯正の状態で測定を開始する．乱視表（図3）を見てもらい，放射線が均一に見えない場合には，乱視が存在する．放射線が均一に見える場合には，乱視は存在しない．

(2) 乱視の軸の検出

乱視表の放射線に鮮明に見える方向と不鮮明に見える方向が直交している場合には正乱視が存在する．不鮮明に見える方向が，マイナス円柱レンズの軸の方向である．乱視表の回りには，時計の文字盤のように数字が記してある．最も鮮明に見える方向の数字を答えてもらう．数字の若いほう

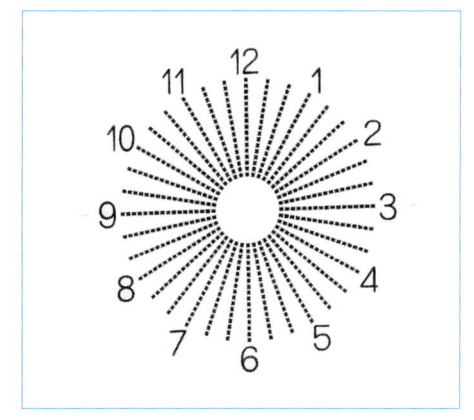

図3 乱視表

の数値に30を乗じた値がマイナス円柱レンズの軸になる．

(3) 乱視の大きさの検出

乱視の軸度に一致させて，−0.50Dのマイナス円柱レンズを検眼枠に追加し，同時に+0.25Dの球面レンズも加える．この状態で，再び乱視表を見てもらい，放射線が均一になったか確認する．まだ不均一の場合には，さらに−0.50Dのマイナス円柱レンズを検眼枠に追加し，同時に+0.25Dの球面レンズも加える．乱視表が均一に見えるところまで，この操作を繰り返す．

2) スリット板を用いる方法

(1) 乱視の検出

弱主経線屈折値の矯正から−1.00Dを減じて，近視眼ならば低矯正，遠視眼ならば過矯正の状態に設定する．この状態で，スリット板を検眼枠に挿入し，スリット板を回転させて，視力表全体の見え方を問う．スリット板を回転させたときに視力表全体の見え方に変化がなければ，乱視は存在しない．スリット板を回転させたときに，見え方に変化があれば，乱視が存在する．

(2) 乱視の軸の検出

スリット板を回転させて，視力表全体が最も鮮明に見えるところでスリット板を止める．このときのスリット板のスリット方向がマイナス円柱レンズの軸である．

(3) 乱視の強さの検出

視力表全体が最も鮮明に見えるところでスリット板を固定し，さらに球面レンズ矯正を遠視寄りに移してから，球面度数のみで最良視力値が得られる最弱屈折値を求める。このときの球面レンズ度数（S1）は自覚的屈折値の球面度数になる。続いて，スリット板を90°回転させ，さらに－0.25Dずつ球面レンズを追加して，最良視力値が得られる最弱屈折値を求める。このときの球面度数（S2）とS1の差が，円柱レンズ度数である。

3) クロスシリンダーを用いる方法

(1) 乱視の検出

最小錯乱円の矯正状態で，クロスシリンダー（図4）の柄を45°あるいは135°に固定して，クロスシリンダーの反転を繰り返し，視力表全体の鮮明さに差があるかを問う。鮮明さに差がある場合には直乱視あるいは倒乱視が存在する。反転したときに見え方の方向性が変わるだけで鮮明さに差がなければ，直乱視と倒乱視は存在しない。この場合には，クロスシリンダーの柄を垂直（90°）あるいは水平（180°）に固定して，同様に柄を回転させ，視力表の見え方を問う。見え方の鮮明さに差があれば，斜乱視が存在する。鮮明さに差がなければ斜乱視も存在しない。

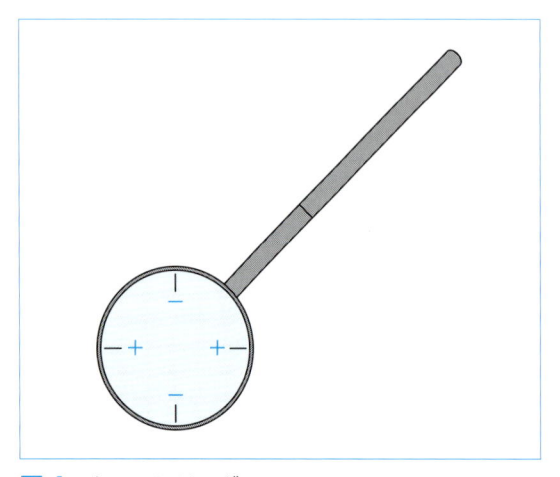

(2) 乱視軸の検出

クロスシリンダーの表裏で見え方の鮮明さに差がある場合，検眼枠に＋0.50Dの球面レンズとクロスシリンダーで鮮明に見えると答えたときのクロスシリンダーのマイナスレンズ方向に－1.00Dの円柱レンズを挿入する。ここで，この円柱レンズの軸の方向にクロスシリンダーの柄を置き，クロスシリンダーを反転させて，見え方の鮮明さを比べる。鮮明さに差があるときには，鮮明に見えると答えたときのクロスシリンダーのマイナス符号軸に円柱レンズの軸が近づく方向に円柱レンズを5°回転移動させ，クロスシリンダーの表裏で見え方の鮮明さに差が感じられなくなるまで，同じ操作を繰り返す。クロスシリンダーの表裏での見え方の鮮明さに差が無くなったときの円柱レンズ軸が，被検眼の自覚的乱視軸度である。

(3) 乱視度数の検出

自覚的乱視軸に一致させて装用してある円柱レンズの軸にクロスシリンダーの軸を一致させ，表裏の見え方の鮮明さを比較してもらう。見え方の鮮明さに差があれば，見やすいほうと答えたときの円柱レンズ軸方向のクロスシリンダーの符号がマイナスならば，円柱度数を－0.25D加える。同じ操作を2回繰り返すときには，球面度数を＋0.25Dずつ追加する。反対にクロスシリンダーの符号がプラスならば，円柱度数を－0.25Dを減じて，これを繰り返す。クロスシリンダーを反転したときに，最も見え方の鮮明さに差が少ない球面度数と円柱度数の組み合わせを求める。このときの円柱レンズ度数が，自覚的乱視度数である。

（梶田雅義）

図4 クロスシリンダー

II. 眼鏡処方の基礎

6 瞳孔間距離の測定法と心取り点間距離の書き方

1 瞳孔間距離と心取り点間距離

　瞳孔間距離 intrapupillary distance（PD）とは遠見時の左右の瞳孔中心間距離（入射瞳中心間距離）のことである。照準線 line of sight は眼の入射瞳中心と固視点を結ぶ線であり，瞳孔中心線となす角度は λ 角という[1]（図1）。Borish[2] によると照準線は回旋点まで延びているので，回旋点間距離を測定していることになると述べている。光を固視したときの角膜反射を基準に測定すると視線 visual line（視軸 visual axis）間距離を測定しているようだが，α角やγ角の影響で上記の瞳孔間距離はやや短く測定される[2]。通常，眼鏡処方では照準線間距離を測定していることが多い。

注）瞳孔間距離の測定に際して，角膜反射を基準にした角膜反射像間距離の測定では，α角やγ角の影響で角膜反射像は視線上に結像していないので，必ずしも視線間の距離を測定していることにならない。瞳孔中心（入射瞳中心）の測定では入射光量が最も多いこともあって，眼鏡処方では瞳孔中心間距離を測定していることが多い。

　眼鏡処方せんに記載する瞳孔間距離 PD は眼鏡レンズの光心を眼鏡枠のどの位置に置くかを指定する数値である。したがって，眼鏡処方せんに記載する値は，測定された瞳孔間距離から輻湊，眼位，両眼視機能などを考慮して，ある値を引いたり，足したりした値であり，正式には心取り点間距離 centration distance（CD）という（図2）。

　瞳孔間距離の測定には瞳孔間距離計 pupillometer による方法とメジャーによる方法とがある。最近の瞳孔間距離計はデジタル式が主流でありトプコン，HOYA，ニデック（図3）などから発売されていて，角膜反射像間距離を測定している。この装置では両眼のみならず片眼の測定ならびに遠見と近見の瞳孔間距離の測定が可能である。ここでは，特別な装置を必要としないメジャー法について記載する。

2 遠見瞳孔間距離の測定

　鼻根部から左右の瞳孔中心までの距離を測定するのが原則である。しかし，これが等しいと思わ

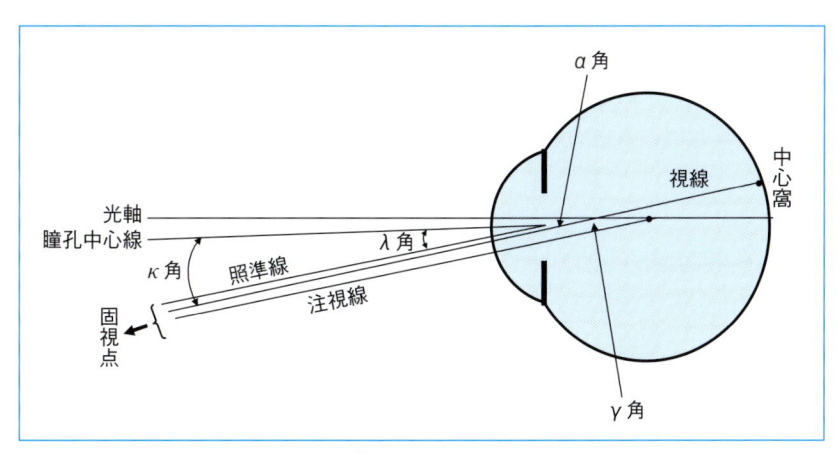

図1 照準線 line of sight（魚里[1] 1999）

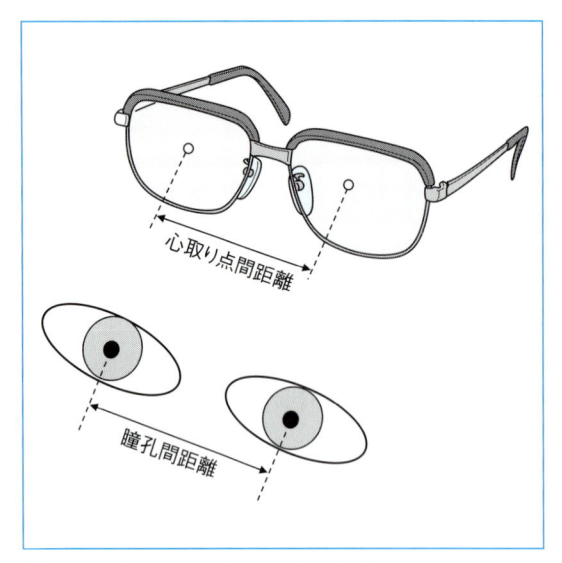

図2 瞳孔間距離と心取り点間距離

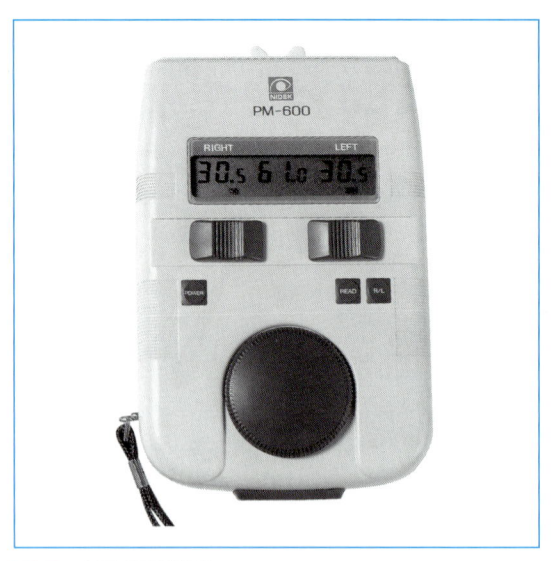

図3 瞳孔間距離計
（NIDEK：PM-600瞳孔間距離計）

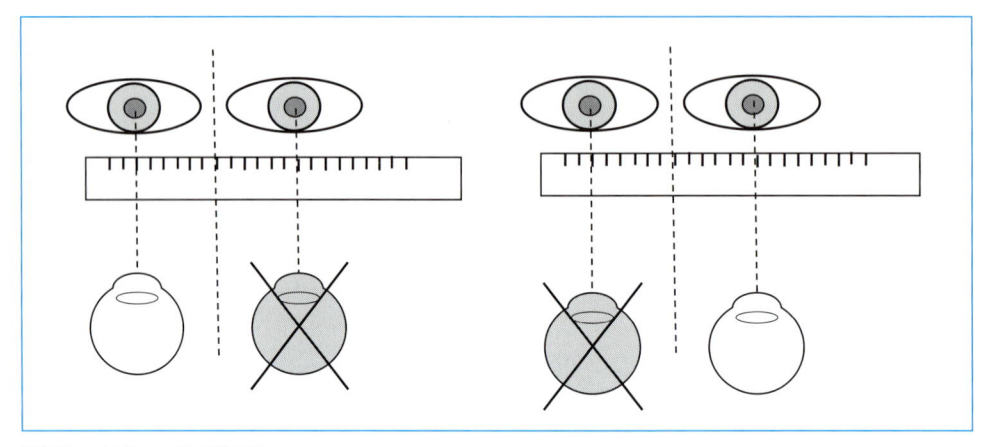

図4 メジャー法（遠見）

れるときには左右別ではなく一度に瞳孔間距離を測定してもよい。瞳孔間距離を測定する場合には，瞳孔中心の測定は難しいので，一方の眼の瞳孔外縁，他方の眼の瞳孔内縁を測定する。瞳孔不同の場合には角膜輪部を目標に測定することもある。

1）通常の遠見瞳孔間距離の測定

被検者に検者の頭越しに遠方を見せ，メジャーを被検者の上眼瞼あるいは下眼瞼に被検者の角膜から12 mmの位置に把持して，検者自身は右眼を閉じて左眼で被検者の鼻根部中央から右眼の瞳孔中心までの距離を，次いで，左眼を閉じて右眼で鼻根部中央から被検者の左眼の瞳孔中心までの距離を測定する（図4）。この方法では検者の視差はほとんど介入しない。鼻根部中央から左右の瞳孔までの距離が等しいときには，瞳孔中心より，瞳孔辺縁または角膜輪部を目安に測定したほうが正確である。

例えば，右眼の瞳孔外縁から左眼の瞳孔内縁とか右眼の角膜輪部外縁から左眼の角膜輪部内縁を測定する。瞳孔不同があるときには角膜輪部を用いる。被検者に遠方にある光点を固視させて光点間距離を測定する方法もある。オートレフラクトメータの装置の移動距離からいわゆるPDが測定される（図5）が，右眼から左眼あるいは左眼か

ら右眼に装置を移動するときに被検者の頭や顔の動きがあり，この値は正確ではなく，参考程度にとどめるのがよい。

2) 小児などの瞳孔間距離

検者の眼を固視させて測定する方法である。この方法では検者と被検者の瞳孔間距離は2～3mm程度の差であるときに適応がある。まず，検者は右眼を閉じて，被検者に検者の左眼を固視させて瞳孔の縁または角膜輪部までの距離を測定し，次いで，検者は左眼を閉じて検者の右眼を固視させて同様に測定する。この方法は注視の不安定な小児の瞳孔間距離の測定によいが，被検者の瞳孔間距離が検者のそれに比べて，極端に短いときには補正が必要である。

3) 斜視がある場合の瞳孔間距離

眼鏡レンズの中央に各眼の照準線が合うようにしなければならない。メジャーを上眼瞼か下眼瞼に角膜頂点から12mmの位置に把持する。被検者に検者の頭越しに遠方を見せ，被検者の左眼を遮閉して右眼の瞳孔外縁または角膜輪部外縁にメジャーの目盛り0を置き，次いで，被検者の右眼を遮閉して瞳孔内縁または角膜輪部内縁までの距離を測定する（図6）。

3 近見瞳孔間距離の測定

検者は被検者に対座して被検者の両眼の中央正面から30cmの距離に検者の片眼を位置して対面し，被検者には検者のこの眼を注視させて，この眼で被検者の左右眼の測定をする（図7）。メジャーを角膜頂点から12mmの位置に保持すれば，この値が近用眼鏡の心取り点間距離になる。近用眼鏡は使用距離によって測定位置を変更する必要がある。

4 心取り点間距離の具体的決め方[3)]

心取り点間距離とは眼鏡枠のどの位置に眼鏡レンズの光心を置くかを決める値である。

図5 オートレフラクトメータによるPD（瞳孔間距離）

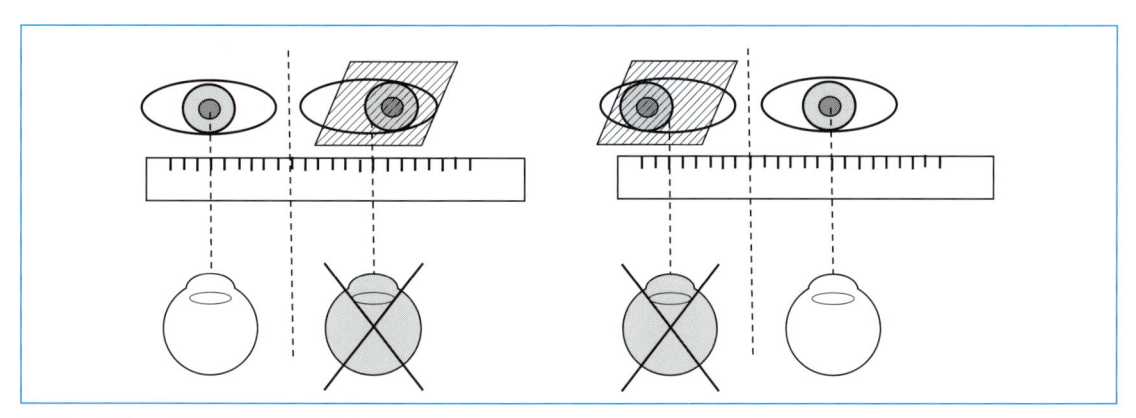

図6 メジャー法（遠見）（斜位のある場合）

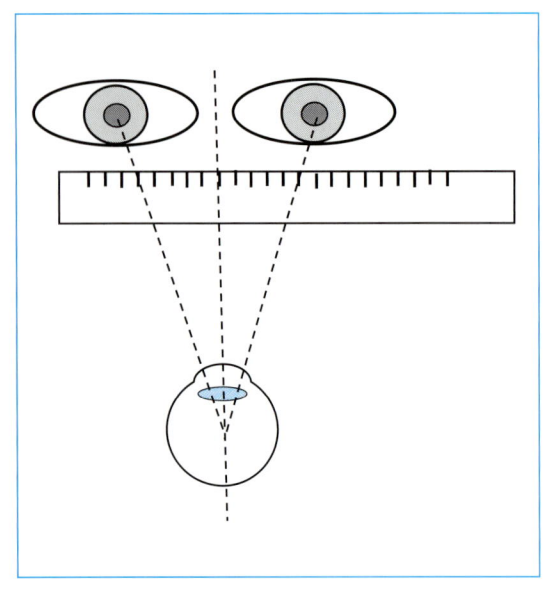

図7 メジャー法（近見）

(1) 調節力の十分ある若年者の眼鏡
遠見瞳孔間距離から2mm引くことが多い。眼鏡レンズの光心は中間距離に合っている状態である。遠見時には光心から1mm外方で，近見時には光心から1mm内方で見ているので妥協したものである。ただし，輻湊不良の近視眼鏡ではプリズム効果を利用するために，遠見瞳孔間距離そのままを眼鏡処方せんに記載する。

(2) 高齢者の遠用専用眼鏡
近用には使用しないので遠見瞳孔間距離そのままを記載する。

(3) 近用専用眼鏡
近見時には輻湊が起こるので，遠見瞳孔間距離から4～5mm引いて処方する。

ただし，凸レンズによる老眼鏡では多めに引いたほうがプリズム効果で輻湊を助ける。

近見瞳孔間距離が測定されている場合にはこれを用いる。

(4) 斜位眼
眼鏡レンズのプリズム効果を利用したプレンティスの公式を用いて，眼鏡処方せんに記載する心取り点間距離を加減する（83頁参照）。ただし，眼鏡レンズが非球面の場合は光心からずれると収差が増大するので，プレンティスの公式は使用しないほうがよく，プリズムレンズを追加したほうがよい。

(5) 多焦点レンズ
（二重焦点レンズ，三重焦点レンズ）

遠見瞳孔間距離のみを記載する。製品は近用部の心取り点間距離は遠見心取り点間距離から4～5mm内寄せになっている（片眼で2～2.5mm）。

(6) 累進屈折力レンズ
遠見瞳孔間距離のみを記載する。近用部の心取り点間距離はレンズによって決まっている。近々レンズは近用レンズに遠用レンズを加入するので，眼鏡処方せんには近用部の心取り点間距離を記載する。オーダーメードのレンズでは遠見と近見の両者の瞳孔間距離を指定することが可能である。

（所　敬）

■ 文　献 ■

1) 魚里　博：眼球光学　119-143，西信元嗣編，眼光学の基礎，金原出版，東京，1999．
2) Borish IM：Intrapupillary distance 424-426 Clinical Refraction Vol 1, 3nd Edition, Professional Press, Inc Chicago, 1975.
3) 所　敬：屈折異常とその矯正．第5版，金原出版，東京，262-263，2009．

III

付録

Ⅲ. 付録

1 眼鏡処方せんの書き方

　薬剤処方せんについては，医師法を含め関連した規則に明確に規定されているが，眼鏡の処方せんについては特に規定がない。しかし，行政の見解としては眼鏡処方せんの発行は，薬剤処方せんと同様に医行為としてとらえている。

　公的医療保険では眼科処方せんの発行は矯正視力の中に含まれていることから，薬剤処方せんと同様の取り扱いをすべきと考える。

　医師法施行規則第21条に，「医師は，患者に交付する処方せんに，患者の氏名，年齢，薬名，分量，用法，用量，発行の年月日及び病院若しくは診療所の名称及び所在地又は医師の住所を記載し，記名押印又は署名しなければならない」とあることから，眼鏡処方せんについても同様の記載が必要である。治療用眼鏡にかかわる医療費控除の眼鏡処方せんの様式は，上記を踏まえて，患者の氏名，年齢，レンズの種類，度数および用法，使用期間（処方せんの有効期間），発行の年月日および医師住所，医師名を記入し，押印するようになっている。この様式は社団法人日本眼科医会が行政の通知に基づいて厚生労働省との了解をもとに作成したものである。

　一方，社団法人日本眼科医会では眼鏡処方箋検討委員会を設置し，眼鏡処方せんの取り扱いについて検討を行った。平成3年3月10日，本委員会は眼鏡処方せんモデルの記入要領を答申した[1]。この眼鏡処方せんモデルを図1に示す。眼鏡処方せんには，患者の氏名，年齢，レンズの種類，レンズ値，用法，有効期間，発行の年月日および医師住所，医師名等の記載項目があり，上記の治療用眼鏡の処方せんにも対応することができるので，この眼鏡処方せんモデルを使用することをすすめる[1)2)]。

　この眼鏡処方せんモデルの書き方（記入要領）を以下に記す。

1 レンズ種類

1) 素材

　ガラス，プラスチックのどちらかに必ず〇印をつける。

　必要な場合には屈折率を（　）内に記入する。

2) 種類

　単焦点，二重焦点，三重焦点，累進焦点のうち，いずれかに必ず〇印をつける。境目のない遠近両用レンズは累進焦点レンズとしてあるが，このレンズには焦点は存在せず，累進的に変化しているのはレンズ屈折力であることから，現在は累進屈折力レンズと呼ばれているので，修正したほうがよい。必要な場合は（　）にはレンズデザイン，商品名，メーカー名などを記入する。二重焦点および三重焦点レンズではアイディアルタイプ，トップタイプ，エグゼクティブタイプ，累進屈折力タイプでは通常，遠用重視，中近用，近々用のいずれのタイプであるかを記す，商品によって累進帯長やレンズデザインが異なるため，試し掛けに使用したレンズ名柄を（　）に記入するとよい。

3) コート

　必要な場合にコートの種類を（　）に記入する。

4) カラー

　必要な場合にカラーおよび調光レンズの種類を（　）に記入する。網膜色素変性などで有害波長の光線をカットするレンズを処方する場合にはそ

眼 鏡 処 方 箋

（氏名）＿＿＿＿＿＿＿＿＿＿＿＿　　（年齢）＿＿＿歳（男・女）

I．レンズ種類

素　材	ガラス・プラスチック（　　　　　　　　　　　　　　　　）
種　類	単焦点・二重焦点・三重焦点・累進焦点（　　　　　　　　）
コート	（　　　　　　　　　） カラー （　　　　　　　　　）

II．レンズ値

	球面	円柱	軸度	加入度	プリズム	基底方向	瞳孔距離
右	D	D	°	D	△		
左	D	D	°	D	△		mm

軸度確認　　　　　　　　　　　　　　基底確認

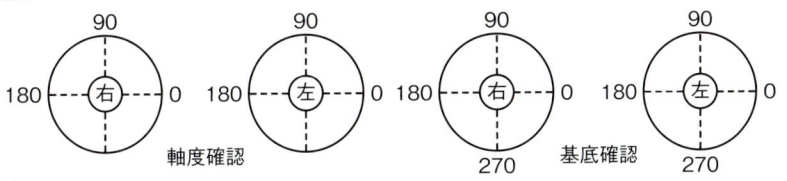

III．用法

装用目的	遠用　・　近用　・　遠近両用
装用方法	常時　・　必要時（　　　　　　　　　　　　　　）

IV．有効期間：　処方箋発行の日より5・10・30日

V．その他：　1．頂間距離は12mmとする．
　　　　　　2．多焦点レンズの瞳孔間距離は遠用を基準とする．

VI．特記：＿＿＿＿＿＿＿＿＿＿＿＿＿＿＿＿＿＿＿＿＿＿

　　　　年　　　　月　　　　日

　　　　　　　医師住所　＿＿＿＿＿＿＿＿＿＿＿＿＿＿＿＿

　　　　　　　医　師　名　＿＿＿＿＿＿＿＿＿＿＿＿＿＿＿㊞

（注）・眼鏡が出来ましたら，検査のため一度ご自身でご持参ください．

図1　眼鏡処方せんのモデル（文献1より引用）

のフィルター番号を記入する。

2 レンズ値

①レンズ値は小数点以下2桁まで記入する。
②加入度は多焦点レンズの場合のみ記入する。
③プリズムおよび基底方向はプリズム処方が必要な場合のみ記入する。
④瞳孔間距離は特に左右別々に記入する必要がある場合には，鼻の中心線からの距離を左右別々に記入する（121頁参照）。
⑤軸度確認，基底確認は円柱軸およびプリズム基

底方向のミスをなくすため，記入することをすすめる。

3 用法

装用目的：遠用，近用，遠近両用のいずれかに必ず○印をつける。
装用方法：常時か必要時か必ず○印をつける。その他，指定事項がある場合には（　）内に記入する。

4 有効期間

5，10，30日のいずれかに必ず○印をつける。

5 特記

頂点間距離を12mm以外に指定したり，特別の指示がある場合にはこの欄を使用する。
　（注）一つの眼鏡に必ず一つの処方せんを発行する。

（植田喜一）

文献

1) 眼鏡処方箋検討委員会答申．日本の眼科 62：557-559，1991．
2) 眼鏡処方箋の書き方．眼科ケア 2009夏季増刊：153-157，2009．

眼鏡の医療費控除について
（含：小児弱視治療用眼鏡）

1 治療用眼鏡の医療費控除

　疾病により治療を必要とする症状を有する者が，医師による治療の一環として装用する眼鏡を治療用眼鏡というが，その購入費用については医療費控除の対象となる[1]（平成元年9月20日，総第23号）。対象となる疾病名，治療を必要とする症状と治療方法を図1に示す。確定申告にあたっては，眼鏡取扱店等が発行した領収書と眼鏡処方せんの写しを確定申告書に添付しなければならない。

　社団法人日本眼科医会はこの行政通知に基づいて，厚生省との了解をもとに記載要領（図2）と眼鏡処方箋の様式を作成した（図3）。この様式は同会のホームーページの会員専用コンテンツ（http://www.gankaikai.or.jp/members/login.html ※ユーザーID，パスワードが必要）からダウンロードすることができる。

2 小児弱視等の治療用眼鏡等の療養費支給

　平成18年4月1日より，小児の弱視，斜視および先天性白内障術後の屈折矯正の治療用として用いる眼鏡およびコンタクトレンズ（以下CL）の作成費用が公的医療保険の適応となり，療養費として支給されることになった[2]（図5）。

　対象は9歳未満の小児で，支給額は治療用眼鏡およびCLの作成または購入に要した費用の範囲内で上限がある。児童福祉法の規定に基づく補装具交付基準額の100分の103に相当する額を上限としている。6歳未満の小児では8割，6歳以上9歳未満の小児では7割が支給される。以下に7割支給の場合を記す。

支給上限額
・治療用眼鏡（掛けめがね式）：
　　　　　$36,700 \times 103 \div 100 \times 0.7 = 26,460$円
・治療用CL1枚：
　　　　　$15,400 \times 103 \div 100 \times 0.7 = 11,103$円

支給例
・30,000円の眼鏡を購入した場合：
　　　　　$30,000 \times 0.7 = 21,000$円
・50,000円の眼鏡を購入した場合：
　　　　　$50,000 \times 0.7 = 35,000$円ではなく，
　　　　　上限額の26,460円

　なお，アイパッチおよびフレネル膜プリズムについては保険適用の対象とされていない。

　支給が認められる更新条件は，治療用眼鏡およびCLの装着期間が5歳未満の小児は1年以上で，5歳以上の小児は2年以上経過していることである。

　申請に必要な書類は，1）療養費支給申請書，2）療養担当にあたる保険医の治療用眼鏡およびCLの作成指示書の写しと患者の検査結果，3）厚生労働大臣の認可を受けた眼鏡店で購入した治療用眼鏡およびCLの領収書である。作成指示書は特に決められた型のものはないが，社団法人日本眼科医会は図4の様式を作成している。

　治療用眼鏡およびCLを処方する際には，患者ならびに保護者にこれらの情報を提供することが望まれる。

　注）資料（図1〜5）の転載にあたっては社団法人日本眼科医会の了解を得た。

（別　紙）

疾　病　名		治療を必要とする症状	治　療　方　法
弱　　　　視		矯正視力が0.3未満の視機能の未発達なもの。	20才以下で未発達の視力を向上させるため，目の屈折にあった眼鏡を装用させる。
斜　　　　視		顕性斜視，潜伏斜視，斜位があり，両眼合わせて2プリズムディオプトリー以上のプリズムが必要。	眼位矯正又は術後の機能回復のため，眼鏡を装用させる。
白　内　障		水晶体が白濁して視力が低下し，放置すれば失明するため手術を必要とする。	術後の創口の保護と創口が治癒するまでの視機能回復のため2カ月程度眼鏡を装用させる。水晶体摘出後，水晶体の代わりにIOL（人工レンズ）を挿入する。
緑　内　障		原因不明又は外傷により眼圧（目のかたさ）が高くなる病気で，放置すると失明するので手術を必要とする。	術後，機能回復のため，1カ月程度眼鏡を装用させる。
難治性疾患	調　節　異　常	調節力2ディオプトリー以下で調節痙攣，調節衰弱などによる自律神経失調症がある異常。	30才以下の者に対して薬物療法（ビタミンB_1を中心とした治療）のほかに，6カ月程度治療のため，眼鏡を装用させる。
	不等像性眼精疲労	左右眼の眼底像の差による自律神経失調症がある異常。	薬物療法（精神神経用剤及びビタミンB_1）と合わせて，光学的に眼底の不等像を消すため，眼鏡を装用させる。
	変　性　近　視	眼底に変性像があって－10ディオプトリー以上の近視である。	薬物療法（血管強化剤）と合わせて，網膜剝離，網膜出血等による失明防止のため眼鏡を装用させる。
	網膜色素変性症	視野狭窄・夜盲症と眼底に色素斑がある病気で進行すると失明する。	薬物療法（血管拡張剤）を行うが，光刺激による症状が進行するので，その防止のため，眼鏡を装用させる。
	視　神　経　炎	視神経乳頭又は球後視神経に炎症があり，まぶしさを訴える病気で進行すると失明する。	薬物療法（消炎剤，ビタミンB_1）と合わせて，光刺激による症状の悪化を防止するため，2カ月程度眼鏡を装用させる。
	網　脈　絡　膜　炎	眼底の網脈絡膜に炎症があって放置すれば失明する。	薬物療法（消炎剤）に合わせて，光刺激による症状の悪化を防止するため，1カ月程度眼鏡を装用させる。
	角　　膜　　炎	角膜乾燥症，水疱性角膜炎，びまん性表層角膜炎，角膜潰瘍などにより，放置すると角膜（黒目）が白く濁り，視力低下又は失明する。	薬物療法（抗生物質，副腎皮質ホルモン，ビタミンB_2）に合わせて，角膜の表面を保護し，治癒を促進するため，1カ月程度眼鏡を装用させる。
	角　膜　外　傷	角膜破裂，角膜切創，角膜火（薬）傷がある。	手術，薬物療法（抗生物質）と合わせて，角膜の創面を保護し治癒を促進させるため，1カ月程度眼鏡を装用させる。
	虹　　彩　　炎	虹彩（茶目）に極度の炎症があって放置すると失明する。	薬物療法（副腎皮質ホルモン）に合わせて，虹彩を安静にするためアトロピン等の散瞳剤を使用すると共に，眼保護のため，1カ月程度眼鏡を装用させる。

※　厚生省より通知の内容は，平成元年9月21日，国税庁より全国の税務署に以下の通達が出されました。

所 得 税 課 情 報	第 503 号	平成元年9月21日	国　税　庁 所　得　税　課

医師による治療上必要な眼鏡の購入費用の医療費控除について

標題のことに関し，厚生省では，社団法人日本眼科医会に対し，別添のとおり通知しているので，了知されたい。

図1　疾病名と治療を必要とする症状，治療方法

眼鏡の医療費控除に必要な処方箋（眼鏡）の記載要領

Ⅰ．要　旨
1) 本処方箋（眼鏡）は眼鏡の医療費控除に関する厚生省健康政策局総務課長通知に基づいて，厚生省当局との了解のもとに作られたものです。
2) 本処方箋（眼鏡）の様式は医師法第22条及び医師法施行規則第21条の趣旨に沿ったものです。
3) 前項内容に加え，眼鏡の医療費控除のための必須記載事項として，国税庁及び厚生省との了解のもとに備考欄に「疾病名」，「治療を必要とする症状」を記載することになりました。
4) 眼鏡処方箋は眼鏡店で保存すべきものですから，その他に医療費控除のためのものとして，本様式（眼鏡処方箋の写）を作製しました。従って，確定申告時に必要な患者さんには，本処方箋（眼鏡）を交付してあげて下さい。
　　なお，家族の全眼鏡代，全治療費の合計が10万円をこえると，医療費控除（所得税法第73条）の対象になることを告げて，眼鏡処方箋を交付するとき，本様式を一緒に渡してもかまいません。

Ⅱ．記載要領
1) 種類欄について
　　医師法施行規則にいう，薬名に相当するものです。
　　（　　　　　）内は必要な説明を記入して下さい。
　　例：遮光眼鏡（遮光調光レンズ，或いはブラウン25％ハーフ，或いはブラウン30％全面など）多焦点の種類（二重焦点レンズ，或いは累進多焦点レンズなど）
2) 度数及び用法について
　(1) 医師法施行規則にいう用量，用法に相当するものです。多焦点レンズを処方される時は，複数の処方箋（眼鏡）をご使用下さい。
　(2) 用法は該当欄に○印をつけて下さい。記載事項以外に必要があれば空白部に記入して下さい。
　(3) 例：ガラス，遮光レンズに○印があり度数用法が記入されていれば，色付，度付の眼鏡が治療上必要ということになります。
3) 使用期間について
　(1) 本処方箋の有効期間のことです。数字に○印を付けて下さい。
　(2) 患者さんの経済的事情もありますので，一般には30日間が適当と思います。
　　　但し，急性疾患で治療上緊急に眼鏡を要する場合には，必要度に応じて，3日または10日に○印を付けて下さい。
4) 備考欄について（必ず記載して下さい）
　(1) 要旨3)により備考欄の「疾病名」，「治療を必要とする症状」欄には必ず記載して下さい。
　(2) 上記の記載に当っては，厚生省健康政策局総務課長通知の（別紙）に基づき①「疾病名」は通知（別紙）の名称を②「治療を必要とする症状」は通知（別紙）の趣旨に沿ってご記載下さい。（但し，②については，混乱を防ぐため，（別紙）通りの表現或いは一部でも結構です。）

Ⅲ．患者さんに対する説明
　"眼鏡コンタクトレンズの医療費控除について"（別掲）をコピーして，特に注意1.を強調して御説明いただきながら患者さんにお渡し下さい。

（様式例）
　省　略
※　厚生省の示した様式例に従い本会名を入れたもので，次頁の様式をコピーしてご使用下さい。

図2　眼鏡の医療費控除に必要な処方箋（眼鏡）の記載要領

処 方 箋（眼鏡）

氏名：＿＿＿＿＿＿＿　年令：＿＿＿＿　（男・女）

住所：＿＿＿＿＿＿＿＿＿＿＿＿＿＿＿＿＿

I．種類（○で囲む）：ガラス，プラスチック，コンタクトレンズ（ソフト，ハード）
　　　　　　　　　　IOL, 遮光眼鏡（　　　　　　），多焦点の種類（　　　　　　　）
　　　　　　　　　　その他（　　　　　　　　　　　　　　　　　　　　　　　　　）

II．度数及び用法

1. 眼鏡

	S（球面）	C（円柱）	A（軸）	P（プリズム）	B（基底）	PD〔瞳孔距離〕	用　法
右							遠・近・中間
左							常用・必要時

2. IOL，コンタクトレンズ

		用法
右		
左		

III．使用期間（本処方箋の有効期間を○で囲む）（　3日　　10日　　30日　）

IV．備考（眼鏡を必要とする理由）

1. 疾病名
2. 治療を必要とする症状

　　　　　　　　　　　年　　　月　　　日

　　　　　　　　　医師住所
　　　　　　　　　医師氏名　　　　　　　　㊞

　　　　　　　　　　　　　社団法人　日本眼科医会製

切取り線

図3　処方箋（眼鏡）

弱視等治療用眼鏡等作成指示書

氏名：　　　　　　　　　　年齢：　　歳（男・女）

住所：＿＿＿＿＿＿＿＿＿＿＿＿＿＿＿＿＿＿＿＿

Ⅰ．種類（○で囲む）：眼鏡
　　　　　　　　　　コンタクトレンズ（ ハード ・ ソフト ）

Ⅱ．度数及び用法

　1．眼　鏡

	S（球面）	C（円柱）	A（軸）	近用加入度	PD（瞳孔距離）	用　法
右					mm	遠用・近用
左					mm	遠近両用

　2．コンタクトレンズ

右		用法	遠用・近用・遠近両用
左			

Ⅲ．備考（眼鏡等を必要とする理由）

　1．疾病名

　2．治療を必要とする症状及び患者の検査結果

　　右眼視力：

　　左眼視力：

　　　　　　年　　　月　　　日

　　　　　　　　医療機関
　　　　　　　　医師氏名　　　　　　　　　　　　　　印

　　　　　　　　　　　　　　　社団法人　日本眼科医会製

図4　弱視等治療用眼鏡等作成指示書

眼鏡，コンタクトレンズの医療費控除について

　対象疾患は指定されておりますが，眼科医による治療の一環として，装用する眼鏡，コンタクトレンズは医療費控除の対象になっております。

注意：1.　眼科医の処方箋により眼鏡店で作ったものが対象で，眼鏡店に直接行って作ったものは控除になりません。
　　　2.　家族の全眼鏡代，全治療費（眼科だけでなく，他科のものを含めた合計），病院，診療所に行くのにかかった交通費，付添いの者の費用や交通費の合計額のうち10万円をこえた金額が医療費控除の対象になります。
　　　　　例：眼鏡を含む全治療費の合計額が15万円の場合（15万円－10万円＝）5万円が医療費控除の対象となります。
　　　3.　医療費控除を受けるには，治療した翌年の確定申告時に税務署に出してください。
　　　4.　眼鏡で医療費控除を受けるには厚生省で指定した処方箋（眼科医が交付）と眼鏡店の領収書が必要です。

図5　眼鏡，コンタクトレンズの医療費控除について

（植田喜一）

文　献

1) 日本眼科医会総務部：治療用眼鏡の医療費控除について．日本の眼科 80：185-189，2009.
2) 日本眼科医会総務部・社会保険部：小児弱視等の治療用眼鏡等に係る医療費の支給について．日本の眼科 77：583-584，2006.

索引

あ

アイデアルタイプ　43
アイパッチによる遮閉治療　6
アッベ数　84, 85
アトロピン遮閉法　19
アトロピン硫酸塩　12
アトロピン硫酸塩点眼　3
アライメント基準マーク　90
アライメントシール　90, 104
粟屋式アニセイコニアテスト　27
安静眼位　52

い

イメージジャンプ　88
医療費控除　129
板付レンズ　114
一時的マーク　90
色収差　86

う

ヴェルジネ　66
雲霧機構　107
雲霧度数　115
雲霧法　25

え

エグゼクティブタイプ　43
円柱レンズ　117
遠近両用眼鏡　43
遠近両用眼鏡枠の選び方　100
遠見瞳孔間距離　122
遠視性不同視弱視　29

お

オートスタート　106
オートトラッキング　106
オートレフ　106
オートレフケラトメータ　12

オートレフラクトメータ　11, 106
オーバーレチノスコピー　113, 114
オーバーレフラクション　5, 114

か

カスタムレンズ　91
カバーアンカバーテスト　56
ガラス材料　85
加入屈折力測定モード　104
加齢に伴う調節力の変化　52
回旋点　121
開散光　112
外面累進レンズ　92
角膜頂点屈折力　81
角膜反射像間距離　121
角膜輪部　122
拡大鏡　60
拡大鏡の倍率　62
完全矯正　19
完全矯正眼鏡　8
間歇性外斜視　24, 30
簡易雲霧法　35
眼鏡型望遠鏡　59
眼鏡重量　16
眼鏡処方せん　126
眼鏡による像の拡大効果　82
眼鏡のフィッティング　16
眼鏡レンズの屈折力　80
眼鏡レンズの表面処理　95
眼鏡レンズの汚れ　16
眼精疲労　52

き

基準波長　101
基底　81
器械近視　11
逆行　111
球面レンズ　86, 117
強度屈折異常　2

矯正視力測定　117
玉型高さ　98
玉型幅　98
近見視力　21
近見瞳孔間距離　123
近視過矯正　56
近視性不同視　26

く

クイックモード　106, 108
クロスシリンダー　120
グラデーション　95
繰り返し雲霧機構　106
屈折異常弱視　17
屈折検査の特殊性　10
屈折率　85

け

形態覚刺激遮断　5
形態刺激遮断　5
健眼遮閉　19, 30
健眼遮閉による弱視治療　7
検影法　3, 10
検眼枠　117

こ

コンタクトレンズ　115
子どもの眼鏡の寿命　16
固視目標　112
交代遮閉訓練　8
光軸　106
抗アレルギー薬　32
抗コリン作用　32
後頂点屈折力　80
後面頂点屈折力　101
後面トーリック　82
後面累進　82
高 AC/A　33
高屈折率プラスチック材料　85

縞視力　2

さ

サイドシールドがついた眼鏡　71
サングラス　67
ザイデルの5収差　86
最強度近視　22
最小錯乱円　119
最小視認閾　10
三重焦点レンズ　43

し

シェアードの基準　38
シクロペントラート塩酸塩　12
視覚発達の感受性期　23
視空間認知　7
視細胞間隔の拡大　83
視軸　121
視線　106, 121
視標呈示時間　10
視力測定　10
視力測定フローチャート　118
紫外線吸収レンズ　94
自覚的屈折検査　13
自動式レンズメータ　103
自動測定開始　106
自動追尾　106
自動レフラクトメータ　11
軸性屈折異常　82
軸の回転修正による乱視矯正効果　41
斜位　34, 52
斜位近視　33
斜視がある場合の瞳孔間距離　123
斜乱視　120
遮光眼鏡　58, 66
遮光レンズ　68
遮光レンズのトライアルキット　71
遮閉時間　19
主経線　114
主点　80
収束光　112

羞明感　67
就学時健診　30
重症未熟児網膜症　7
処方眼鏡度数決定　117
書見台　61
小児などの瞳孔間距離　123
小児の斜視　129
小児の弱視　129
焦点　80
焦点距離　80
照準線　121
障害者手帳　71
常備　87
心取り点間距離　121
心取り点間距離の具体的決め方　123

す

スイミング用ゴーグル　76
スイミング用ゴーグル制作範囲　77
スキアスコピー　10, 110
スキューバダイビング　74
スタンド型拡大鏡　64
ストリークレチノスコープ　110
スポーツ用ゴーグル　100
スポットレチノスコープ　110
スリット板　118, 119
水中での光の波長　72
水平基準マーク　104

せ

赤緑テスト　84
先天性白内障術後の屈折矯正　129
先天白内障　2
染色　95
潜伏遠視　27
線状検影器　11

そ

早期発症内斜視　3, 8
相対視感度減衰率　97
相対調節　34
相対輻湊　34

た

タイポスコープ　61
ダイビング用ゴーグル　72
他覚的屈折値　12
多焦点レンズ　44, 88
多層膜コート　96
単眼鏡　58
単焦点レンズ　88

ち

チェルニングの楕円　86
治療用眼鏡　129
着色眼鏡　67
中間累進部　89
中和　111
長時間VDT作業者　56
頂角　81
頂点間距離　81
頂点間距離による度数補正　72
調光レンズ　94
調節緊張　33
調節効率　33
調節衰弱　33
調節性眼精疲労　13
調節性内斜視　9, 24
調節性輻湊　31, 33
調節性要因　3
調節の介入　109
調節反応不良　33
調節不全　33
調節麻痺薬　3, 12, 25
調節ラグ　34, 116
調節力　33
直乱視　120

て

テクノストレス眼症　53
テンプル長　99
手持ちオートレフラクトメータ　3
手持ち式オートレフ　108
低AC/A　33
点状検影器　11

と

トライアル装用　20
トライアルレンズ　44
トラックドライバー　36
トロイダル面　86
トロピカミド　12
度入りの水中ゴーグル　74
倒乱視　120
同行　111
動的検影法　34, 116
瞳孔外縁　122
瞳孔間距離　121
瞳孔間距離計　121
瞳孔内縁　122
瞳孔の大きさ　107
特注　87
特注加工　87

な

内面累進レンズ　92

に

ニューアニセイコニアテスト　83
ニュートラルグレー　69
二重焦点眼鏡　24
二重焦点レンズ　43
二色テスト　84
乳児の硝子体手術　2
乳児用眼鏡　99
乳児用眼鏡フレーム　5

ね

年齢調節力曲線　52
年齢による屈折度分布　23

は

ハードコート　15, 95
ハイパワープラス眼鏡　59
ハサミ運動　111
ハンディーレフ　108
白内障術後用の遮光レンズ　69
発達障害児　11
撥水・撥油コート　96

反射防止コート　96

ひ

ビーダハード5（ニコン）　71
非球面レンズ　86
非点収差　86
非トロイダル面　86
微小斜視　19
鼻根部中央　122
光凝固治療　7
光の分散率　84
標準的 AC/A　33

ふ

ファッショングラス　67
フィッティングポイント　90
フィルターレンズ　67
フォトクロミックレンズ　94
フリッパーレンズ　33
フレームの各部位のサイズ　99
フレーム幅　98
フレネル　81
プライマーコート　95
プラスチック材料　85
プラスチックレンズ　15
プリズム眼鏡　57
プリズム屈折力の表示　104
プリズム効果　88
プリズムコンペンセータ　103
プリズムジオプトリー　81
プリズム量　55
プリズムレンズ　81
プレンティスの法則　60
不等像視　27, 83
不同視弱視　13, 18
複視　53
輻湊異常の分類　33
輻湊効率　33
輻湊調節反射　52
輻湊不全　33
輻湊力　33

へ

ペイントマーク　90

ペナリゼーション　30
ペナリゼーション法　19
偏光レンズ　93

ほ

保護眼鏡　67

ま

マイヤーリング　106
マニュアル式レンズメータ　103
膜プリズム　81

み

見かけの調節力　83
水の接触角　96

む

無水晶体眼　2

め

メジャー法　121
メニスカスレンズ　80
眼の前焦点の位置　82

も

網膜色素変性　67
網膜反射光　112
森実式ドットカード　7, 10

ゆ

有効期間　128
融像性輻湊　31
融像力　33

よ

幼小児眼鏡のフレーム　14
幼小児眼鏡のレンズ　14

ら

乱視表　118, 119
乱視レンズの度数転換　104

り

立体視　8

両眼視　52
両眼視機能の発達　3
両眼同時雲霧法　45, 118
療養費支給　129
療養費支給申請書　129

る

涙液層破壊時間　107
累進屈折力レンズ　43, 44, 87
累進帯長　44
累進レンズ　87, 89
累進レンズの光学特性　89
累進レンズの進化　93
累進レンズの二重表記　93
累進レンズの分類　90

れ

レイアウト用マーク　90
レチネックスソフト（HOYA）　70
レチノスコープ　10
レチノスコピー　10, 110
レンズ当て　101
レンズ装用下での検影法　5
レンズの外径　16
レンズの屈折力　80
レンズの視感透過率　97
レンズメータ　101
レンズメータ値　115
レンズ面の反射率　96

欧文

A

Abbe数　83
AC/A（調節性輻湊・調節比）　34
AC/Aによる分類　33
against motion　111
automatic refractometer　11
Awaya式アニサイコニアテスト　42

B

back focus　80
BUT　107

C

CCP400（東海光学）　70
CD　121
centration distance　121

D

D　80
dioptric factor　82
dynamic retinoscopy　34

F

FOA　105
foci meter　101
focus on axis　105
Fresnel　81

G

gradient法　34
grating acuity　2

H

heterophoria法　34
Hirschberg法　54

I

infinity on axis　105
intrapupillary distance　121
IOA　105

K

Knappの法則　82
Krimsky法　8

L

LED付き10倍拡大鏡　63
line of sight　121

M

Minkwitz　89
MNREAD-J　59
Moore-Johnson石川変法　19

N

neutrality　111
new aniseikonia test　83

P

PD　121
Prenticeの公式　83
Prenticeの法則　60
pupillometer　121

R

red-green test　84
RETINEX（ホヤ）　71
retinoscopy　10, 110

S

scissors movement　111
Seidelの5収差　86
shape factor　82
Sheard criteria　38
skiascopy　3, 10, 110
SM　82
spectacle accommodation　83
spectacle magnification　82
spot retinoscope　110
streak retinoscope　110

U

UVカット　95

V

VDT画面のちらつき　68
visual axis　121
visual line　121

W

with motion　111

ギリシャ文字

$\varDelta$　81
λ角　121

数字

1%アトロピン硫酸塩点眼　29
1%シクロペントラート塩酸塩　3
3歳半視力健診　18
4段階方式　24

すぐに役立つ臨床で学ぶ眼鏡処方の実際

定価（本体5,000円＋税）

2010年7月15日　第1版第1刷発行
2013年6月14日　　　　第2刷発行
2015年4月10日　　　　第3刷発行

編　著　所　　敬，梶田雅義

発行者　古　谷　純　朗

発行所　金原出版株式会社
　　　　〒113-8687　東京都文京区湯島2-31-14
　　　　電話　編集 ── (03)3811-7162
　　　　　　　営業 ── (03)3811-7184
©2010　　FAX ──────── (03)3813-0288
検印省略　振替口座 ────── 00120-4-151494
Printed in Japan　http：//www.kanehara-shuppan.co.jp/

ISBN978-4-307-35140-9　　　　印刷・製本／(株)真興社

JCOPY ＜(社)出版者著作権管理機構 委託出版物＞
本書の無断複写は著作権法上での例外を除き禁じられています．複写される場合は，そのつど事前に，(社)出版者著作権管理機構（電話 03-3513-6969, FAX 03-3513-6979, e-mail：info@jcopy.or.jp）の許諾を得てください．

小社は捺印または貼付紙をもって定価を変更致しません．
乱丁，落丁のものはお買い上げ書店または小社にてお取り替え致します．